脳神経外科医
菅原道仁

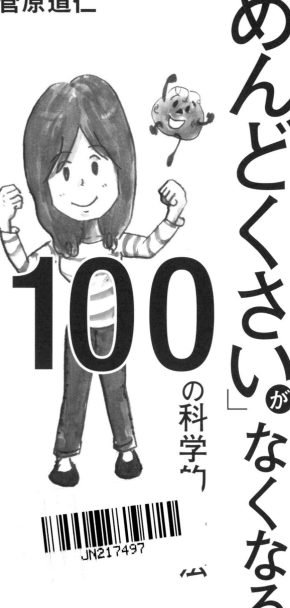

「めんどくさい」がなくなる

100の科学的

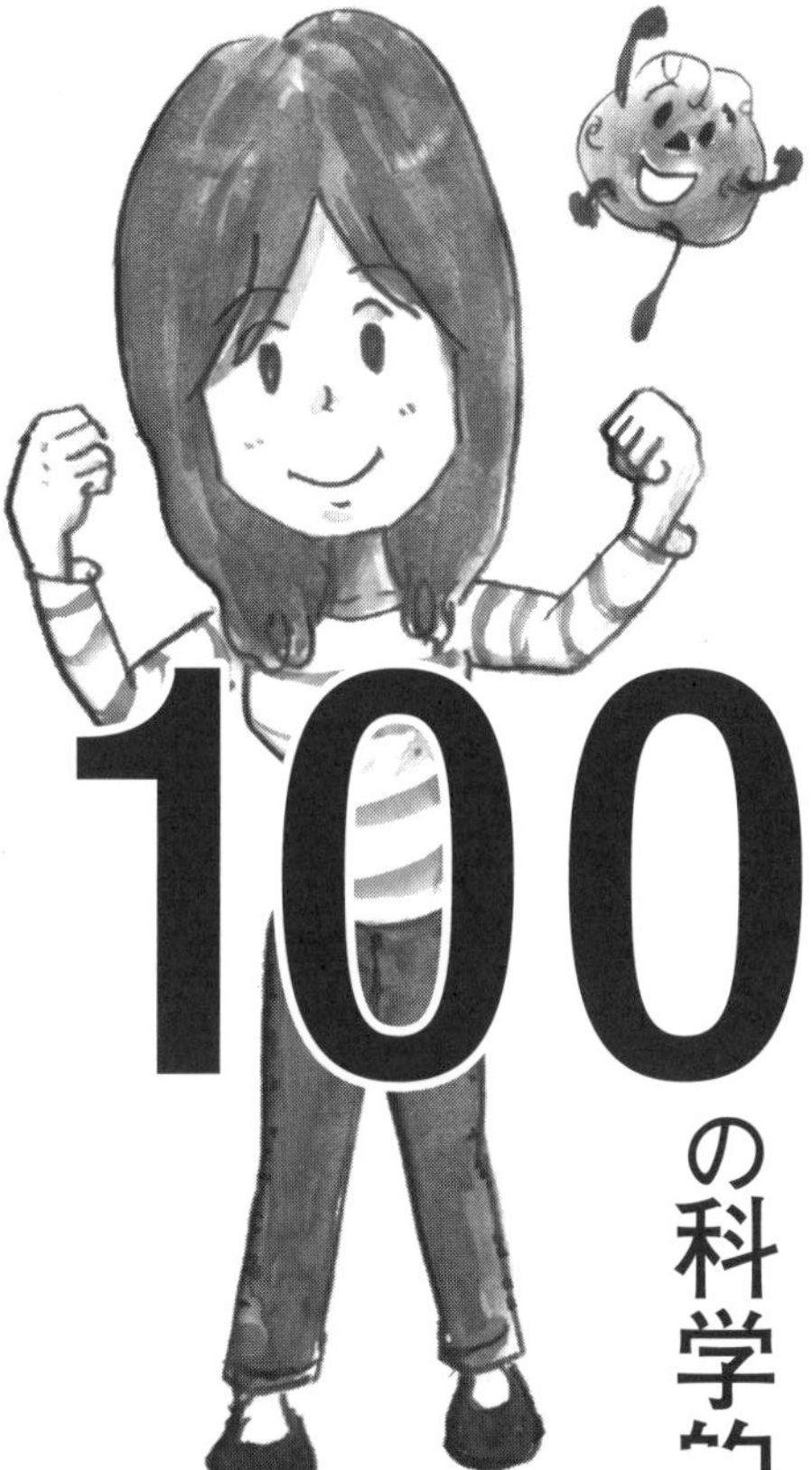

大和書房

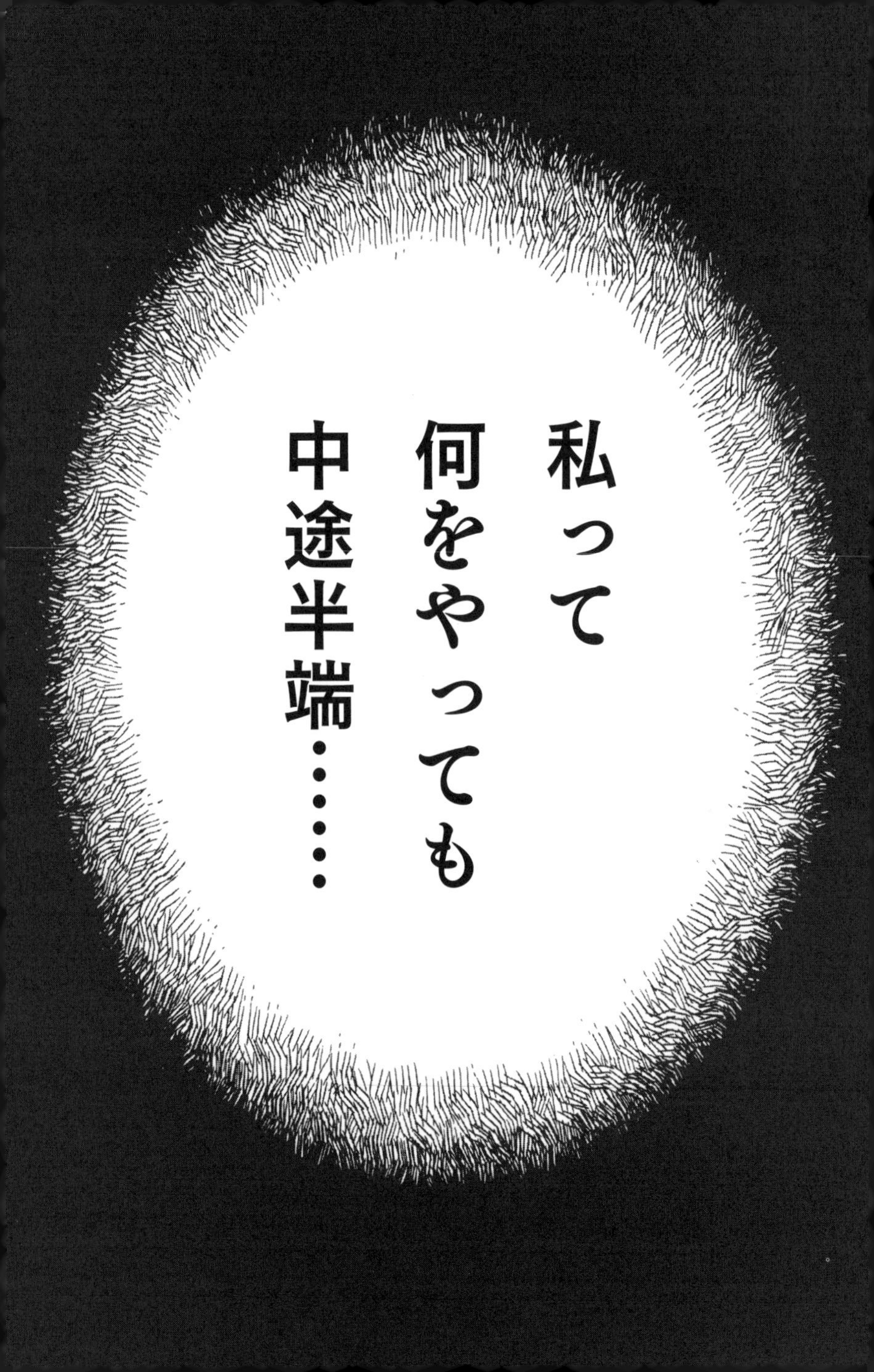
私って
何をやっても
中途半端……

はじめに

やる気はあるのに、なぜ行動できないのか

ある日曜日の朝、カーテンから差し込む光で私は目を覚まします。

「やばい、もう9時だ！」と時計を見て慌《あわ》てふためきますが、よく考えたら今日は休みで学校に行かなくていいと気づき、ほっと胸をなでおろします。

でも、来週からは期末試験が始まるから勉強をしなければなぁ……とベッドのなかで思いますが、日頃の疲れもあり、なかなかベッドから出ることができません。

試験はすぐそこに迫っており、勉強をやらなくちゃいけないと葛藤《かっとう》していると、再び眠りに落ち、いわゆる二度寝ですよね、気持ちいい安らぎの時間と引き換えに、勉強する時間は刻々と減っていきます。

次に目を覚ましたのは12時過ぎ。さすがに勉強をしなければ間に合わないと焦《あせ》るものの、普段はあまり見ないにもかかわらず、テレビをつけて見てしまう。

そして、やっとの思いで机の前に座るものの、やれ教科書がないだの、ノートがないだの、さまざまな言い訳をつくり出してなかなか勉強を始めない……。

学生時代、私はこんな日をくり返し、結局は一夜漬けの勉強で試験になんとかギリギリで合格するときもあれば、再試験を受けたこともあります。試験が終わるたびに、なんて意志の弱い人間なんだ、やらなければいけないとわかっているのに、どうしてやらないのだと反省したものです。

でも、その反省はそのとき限りのこと。

社会人でも同じように、やらなければならない仕事を後回しにしてしまう経験は、だれしもあることでしょう。すると、親や先生、会社の上司たちは、「意志が弱い」「やる気がない」「たるんでいる」などと非難し、私たちに猛省を求めます。

けれども、「パッと」行動を起こせないのは、本当に意志が弱いからで、やる気がないからで、たるんでいるからなんでしょうか?

いいえ、じつは違うんです。**行動を起こす力は、根性論ではなく「上手に脳を使うことによって」誰でも必ず手に入れることができます。**

意志の力は「幻想」なのかもしれない

私たちが何か行動を起こすとき、たとえば、机にあるりんごを取ろうと手を伸ばしたときの脳の働きを考えてみましょう。

普通私たちは、「りんごを取ろう」という意志や意図が発生してから、手を動かす脳を活動させるものだと考えます。私たちは何かをやろうとする意志が最初にあり、そして行動が起こるものというのは、日々の経験で感じているはずです。

しかし、最近の学説によるとじつはそうではなく、**私たちの意志よりも先に「脳が準備をし始めている」**という現象がたくさんの実験で確認されています。

１９８３年のベンジャミン・リベット博士の実験が有名で、私たちが指を動かそうとする意志の前に、「じつは脳が準備を始めていた」ことが明らかになっています。

この実験結果によると、

1 指を動かそうと「意図」する。
2 指令が運動野に伝わる。
3 運動準備電位が発生する。
4 指が動く（「意図」の０・２秒後）

ではなく、

1 運動準備電位が発生する（「意図」するより０・３５秒前）。

2 指を動かそうと「意図」する。

3 指令が運動野に伝わる。

4 指が動く（「意図」の0・2秒後）

運動準備電位とは無意識に発生する運動系の指令のことで、不思議なことに、私たちが意識する前にじつは発生しているというのです。

その後、さまざまな追試験がおこなわれ、２００８年の研究では、私たちが意図する７秒前には脳での準備が始まっているという結果もあります。

この実験では、被験者に、コンピュータスクリーン上に表示された文字を任意の瞬間に選択させ、そのときの脳活動をｆＭＲＩという装置で測定しました。その結果、被験者が「右手と左手のどちらでボタンを押すか」という意思決定をする7秒から10秒前に脳は活動しており、その時点で、被験者がどちらの手でボタンを押すか予測できたのです。

この実験でわかるのは、じつは**私たちが「意識」する前に脳は活動していて、その結果を私たちは「意識」しているにすぎない**のではないかということです。

慶應義塾大学大学院システムデザイン・マネジメント研究科教授の前野《まえの》隆司《たかし》氏は、「受動意識仮説」を提唱しており、この実験結果をもとに意識の謎を自著にて解説しています。

この説を広く私なりに解釈すると、**私たちがパッと行動に移せないのは、自分の意志が弱**

いからでも、サボり魔だからでもなく、「すでに脳内で決まっていたこと」だからなのです。

でも、安心してください。私たちの司令塔である脳のなかをあらかじめ整理し、「パッとやるモード」に切り替えるコツを身につければ、今まで「行動できない」と悩んでいた人でも、自然に行動できる人に変わっていけるのです。

あなたが行動できないのは、決して根性や性格のせいではありません。まして、才能がないからではありません。だから自分を卑下《ひげ》することはやめましょう。

パッと「自分」を動かす力は誰でも伸ばせる能力なのです。

パッとやる力を手に入れる４つのステップ

私たちが新たに能力を得るためには、４つのステップがあります。

ステップ１　無意識・無能力

「ついだらけちゃう」「後回しにしてしまう」「サボりグセがある」という人は、この段階です。パッとやる方法を知らないので、もちろんパッとできないという「無能力」段階です。

たとえば、歯を磨くことで虫歯を予防できるということを知らない状態です。

ステップ2　有意識・無能力

パッとやる力をマスターすることを意識するのが次の段階です。意識するだけでは、まだパッとできないと思いますが、意識することで次のステップへ進むことができます。

歯を磨かなければ虫歯になってしまうことを知っているが、まだ実際に歯を磨くことができない状態です。

ステップ3　有意識・有能力

意識づけを常におこなえるようになれば、パッとやる力が身につきます。しかし、この段階では、常に意識しないといけないので、そのぶん疲れてしまうことがほとんどです。

食後に歯を磨くということはできますが、「右の奥歯を磨き残しやすいから注意」「うがいをしっかり」など、歯を磨く方法を常に意識しながら行動している状態です。

ステップ4　無意識・有能力

意識しなくても自然にパッとやる能力が身についた段階です。この段階に達することができれば、いちいち考えることなく、どんなことにもパッと取り組むことができるでしょう。

食後に意識しなくても正しく歯を磨くことができる「習慣」が身につき、虫歯予防ができている段階です。

この4つのステップを踏んで、私たちは新しい能力を身につけていきます。

手間がかかると思うかもしれませんが、この4つのステップを意識して能力を身につけるほうが応用も利きますし、スランプに陥ったときも強いのです。

世の中には、とくに教えられなくても、いきなりステップ4まで達成してしまう人もいるでしょう。そのような人をうらやむこともあるかもしれません。

でも、いきなりステップ4に達してしまった人というのは、スランプに陥ったとき回復までに時間がかかります。なぜなら、「自分がどのようにしてできるようになったのか」がわかっていないからです。

スポーツの世界を考えるとわかりやすいと思います。考えなくてもなんとなくバッティングが上手にできてしまう野球選手がスランプに陥ったときを考えてみてください。

そういう選手ほど、自分で一つひとつ考えながらマスターしたわけではないので、できなくなったときに修正が利かないということがよく起こります。

つまずいたらひとつ前のステップに戻ること。**スランプに陥ったときはステップ3に戻って、意識づけをし再確認することがとても大切になる**のです。

MLBシーズン最多安打記録保持者であり、プロ野球における通算安打世界記録保持者、最多試合出場記録保持者であるイチロー選手。誰もが彼を「天才バッター」と評しますが、

「天才は、なぜヒットを打てたか説明できない。ぼくは、きちんと説明できる。だから天才じゃない」（児玉光雄著『イチロー流 準備の極意』より）

と自己評価をしています。これは、まさに「有意識・有能力」のステップ3を、日々の練習で積み重ねたからこそいえる金言でしょう。

私たちは、すぐにパッとできるようになるわけではありません。しっかりと意識づけをおこない、それを無意識に落とし込む鍛錬《たんれん》をおこなうことによって、どんなことに対してもすぐに動き出せる行動力が身につくのです。

本書では、私たちの行動を起こす脳のしくみと、自然と行動したくなる具体的な方法をわかりやすく解説していきます。

ぜひ最後までお読みいただき、意志の力や根性に頼らない「自分を動かす力」を手に入れましょう！

菅原道仁

「めんどくさい」がなくなる
100の科学的な方法
目次

第1章 脳のしわざに注意を払う

第2章 目的地をかためる

第3章 「やらない」から抜けだす

第4章 行動のチャンスを逃さない

第5章 集中できるようになる

第6章 リフレッシュを最大化する

第7章 子どもの主体性を育む

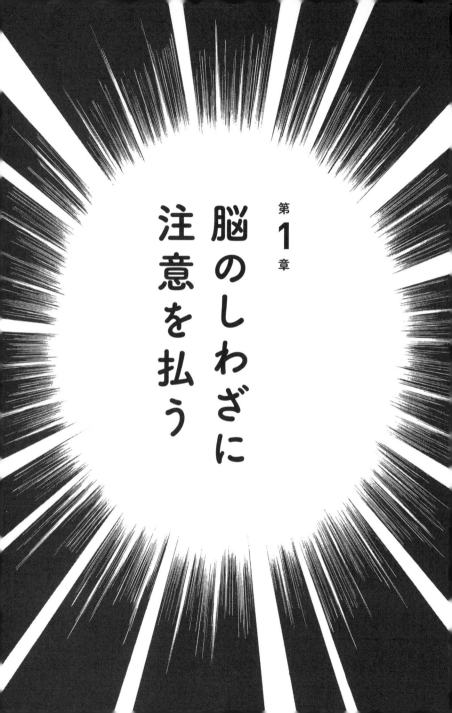

第1章
脳のしわざに注意を払う

001.
脳はグズをやめることができません

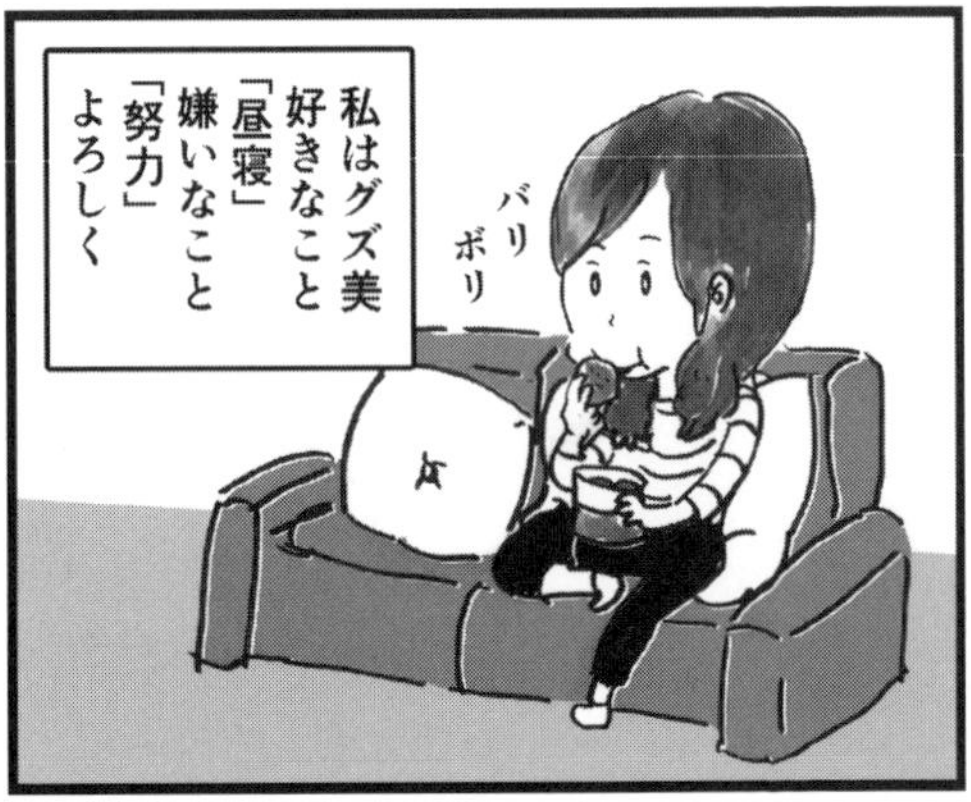
私はグズ美
好きなこと
「昼寝」
嫌いなこと
「努力」
よろしく
バリ
ボリ

私たちの行動をコントロールしている脳は、重さ約1400gで体重の2%ほどしかありませんが、一日に必要なエネルギーの約20%も消費している臓器です。

しかも、私たちの脳は燃費が悪いので、なんとかエネルギーを使いすぎず、効率的に消費するために、なるべく体を休ませようとする方向に「自動的に」働きます。

ですから、普通に生活をしていると、どんどんグダグダする方向へ流されていくのはあたりまえのこと。それは、脳が省エネモードで判断しているからなのです。

そのため、私たちの脳は、しばしば「反射的」にものごとを判断します。反射的にものごとを判断することを「直感」といいます。恋愛ものの映画によくある、ビビッと電気が走るような一目惚れをしたり、「この洋服は私のために作られたものよ」と衝動的に買い物をしたり、「直感的」に判断してしまうことはよくあることです。

あるいはテストのとき、直感的に選んだ選択肢が正解して、よくよく考えて答えを訂正したにもかかわらず間違ってしまったという経験はありませんか。

じつは多くの場合、「直感」は合理的な判断をともなうものなのですが、脳にはさまざまな考え方のクセがあるため、その「直感」が歪《ゆが》められることがよくあります。その考え方のクセを心理学的には「**認知バイアス**」と呼びます。

私たちがグズグズしないためには、行動を起こすための正しい判断力を磨くことが必要です。そしてみなさんが思い描いたストーリーにふさわしい行動力を無意識に落とし込めることができたら最高ですよね。

その行動力を発揮させるのは私たちがもっている「脳」。その脳を鈍《にぶ》らせ、私たちの思い描いたストーリーを書き換えてしまうことなく、自発的に行動したくなる方法を一緒に学びましょう。

002.
ほとんどの人は「損してもいい」と思わない

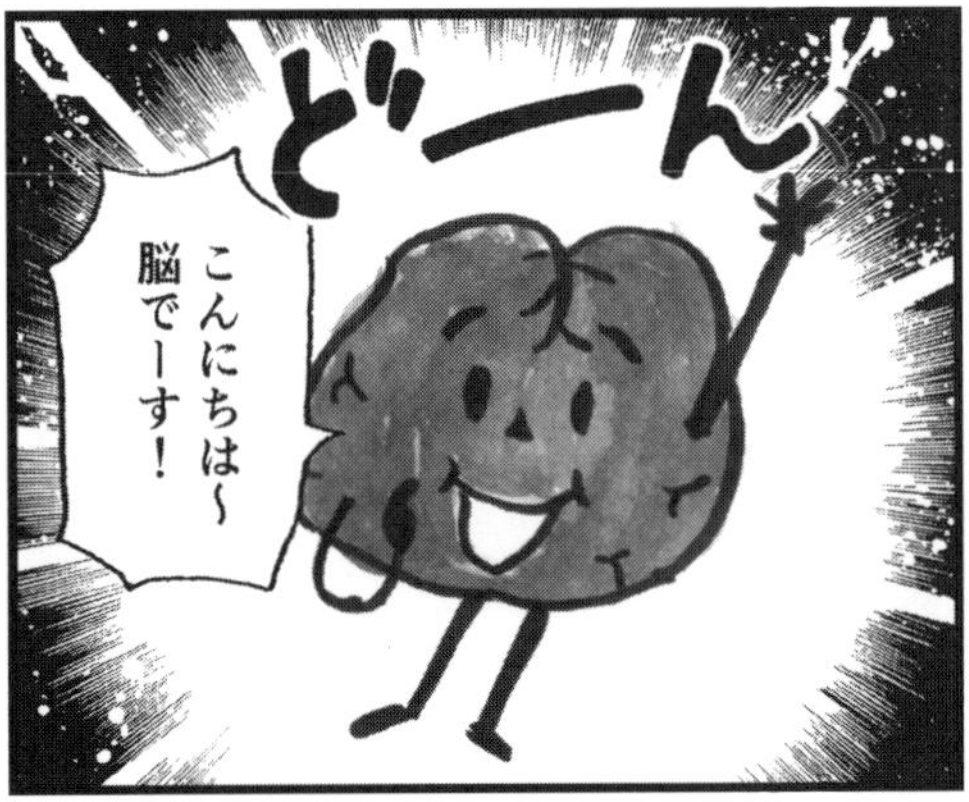

私たちの人生は、さまざまな選択肢の「決断」をくり返して成り立っています。

今日のネクタイの柄、ランチのメニュー、通勤電車の車両位置、勉強する教科など、私たちはさまざまな選択をおこないながら、日々の生活を送っています。

でも、その決断は合理的で、つねに正しい決断をおこなっているといえるでしょうか？

たとえば、次の2つの質問について考えてみてください。

Q1　あなたが宝くじで100万円当たったとします。

A　何もせずにそのまま100万円受け取る。

B　コインを投げて表が出たら200万円もらえるが、裏が出たら没収される。

Q2　もし、あなたに200万円の借金があるとしたら、どちらを選びますか？

A　無条件で100万円が減額され、借金総額が100万円になる。

B　コインを投げて表が出たら全額免除されるが、裏が出たら借金総額は変わらない。

さあ、みなさんの回答はいかがだったでしょうか？

どちらを選ぶかは性格次第で、「結婚相手は将来が安定している公務員がいい」「中小企業に勤務するよりもやっぱり大企業がいい」という安定志向の強い人であれば両方Aを、逆に「趣味はパチンコです」「スカイダイビングが好きです」というスリリングなギャンブル性を望む人であれば両方Bを選ぶかというと、そのような結果にはなりません。

この設問は有名な行動経済学の実験で、多くの人は性格に関係なく、Q1のケースではAを、Q2のケースではBを選ぶ傾向が強いことがわかっています。

この心理を解明したのが、プリンストン大学の名誉教授であるダニエル・カーネマン博士と、共同研究者であった故エイモス・トベルスキー博士の「プロスペクト理論」といわれるものです。（※プロスペクト理論とは、人間は不確実な状況下でどのような意思決定をおこなうのかを明らかにした理論です。）

確率的に得られる可能性のある利益のことを「期待値」といいます。たとえばＱ１のケースでは、選択肢Ａを選んだ場合は確実に１００万円利益があるので、期待値は１００万円です。選択肢Ｂの場合、２００万円利益になる可能性が50％、利益がゼロの可能性も50％となります。この場合、起こりうるケースによって得られる利益を合計したものが期待値です。したがって（２００万円×50％）＋（０円×50％）＝１００万円となります。つまり、選択肢Ａも選択肢Ｂも同じ期待値となるわけです。

Ｑ２のケースではどうなるでしょう？　選択肢Ａでは、借金２００万円が確実に１００万円減るわけですから、期待値はマイナス１００万円です。選択肢Ｂを選んだ場合、うまくいけば借金がチャラになりますが、まったく減らない可能性もあります。つまり、先ほどと同じマイナス１００万円ですから、ここでも期待値は同じなのです。

Ｑ１もＱ２も、数学的に計算すると、すべての選択肢において得られる可能性のある利益は同じですから、どちらを選んだら得をして、どちらを選んだら損をする、ということはありません。にもかかわらず、どちらのケースでも片方を好む人に偏りがちになるのです。これは一体どういうわけなのでしょう？

カーネマン博士とトベルスキー博士によると、人は、利益が出ている状況では確実性を好み、損失が生じている状況では賭《か》けに出たがる心理が働くことがわかっています。

私たちの脳は、あらゆる行動を損か得かの天秤《てんびん》にかけて選択しますが、不思議なことに、**脳は「得」よりも「損」を多く見積もる**傾向にあります。「損したくない」という働きのほうが強いのです。このような脳のクセを「**損失回避性**」と呼びます。

この「とにかく損をしたくない」という脳の働きは、目標に取り組むときにも見事に起こります。「これをやろう！」「こんなことに挑戦してみたい！」と思っても、その行動をすることで得られる利益よりも、やっても無駄に終わる可能性を多く見積もってしまう結果、「やらないほうがいい」を選びやすいのです。そのため、ちっとも行動を起こすことをしないわけです。

したがって、行動できない自分を変えるためには、きちんと「**今これをやったほうがいい理由**」**をもち、**「**行動することで得られるであろう利益**」**をイメージする**ことが重要です。

脳を〝うまくだまして〟いかなければ、いつまでたってもやらないクセは変えることができません。

003.
わかっていても「変えよう」としたがらない

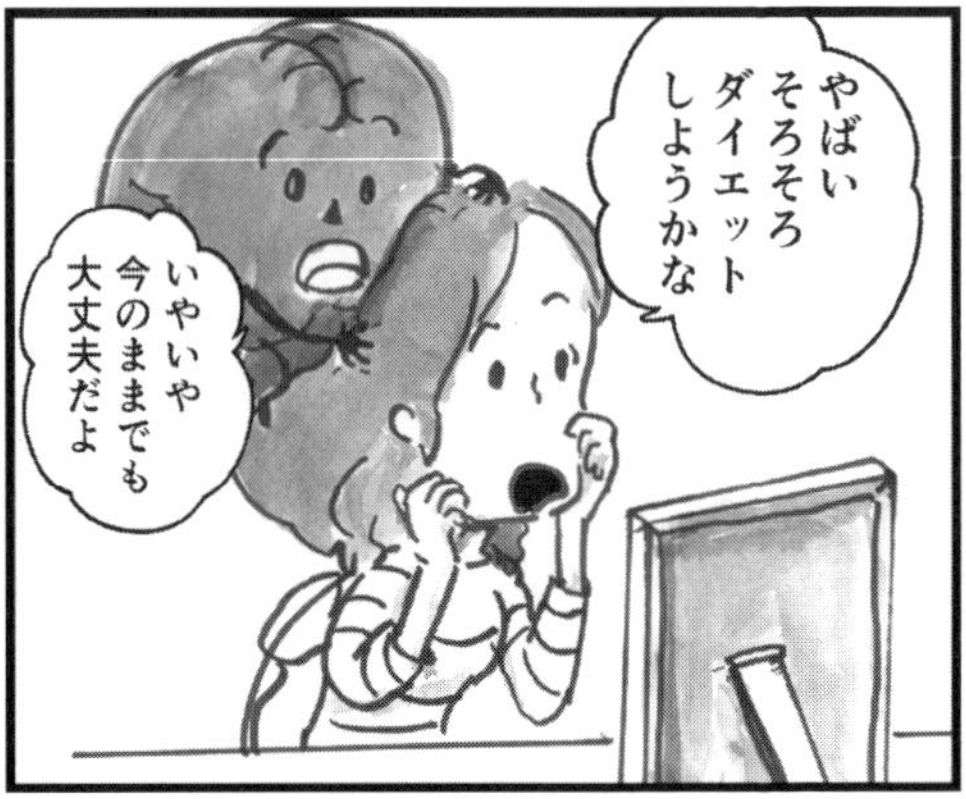
やばい
そろそろ
ダイエット
しようかな
いやいや
今のままでも
大丈夫だよ

新たな組織に加わったとき、たとえば新入社員のころを思い出してみてください。

新しい職場に参加した当初には、いろいろおかしなことに気づいたはずです。

「経費の精算はもっと楽にしてほしい！」「会議が多すぎる！」「飲み会に参加したくない！」、それに対して意見をいおうものなら、「会社の慣例だから」とかいう思考停止の決まり文句で返され、しだいに会社を改善しようと思う気持ちが萎《な》えてしまう。

私たちはいつの間にか大きな変化を恐れ、「今のままでいいじゃん！」という気持ちを強くもつようになります。このことを心理学では「**現状維持バイアス**」と呼びます。

その背景には、「私たちは損を多く見積もる」という損失回避性が働いているからです。今の会社の仕組みを変えてしまうことによって不都合が起こる「不安」を多く見積もり、新入社員の改善策による「得」を過小評価してしまうからなのです。

私たちがパッと行動を起こせない理由もここにあります。すぐに取りかかればいいとわかっていても、「**今これをやらなければならない理由**」や「**やらないことで起こりうる最悪の未来のイメージ**」を明確にもっていなければ、「失敗したらどうしよう」「疲れるから嫌だ」などといった損を多く見積もり、なんだかんだ理由をつけて行動を制限してしまいます。「今のまま変わらないでいる」ほうを選んでしまうのです。

でも、あなたが第三者的な立場にいる場合は違うはずです。たとえば部下に仕事を頼んだときを考えてみてください。期限が近づいているにもかかわらずすぐに取りかからない部下を見ると、イラッとしますよね。このとき、自分の心理には現状維持バイアスは働きません。なぜなら、「今これをやらないことで生じる不利益」がわかっているので、他人がパッと動かないことに対しては、損得を瞬時に、冷静かつ合理的に判断できます。

だから行動を起こさない人を見ると、第三者的立場にいるあなたは、口やかましく注意してしまう……。人のふり見て我がふり直せ、ということを肝に銘じないといけませんね。

004.
みんなと一緒が好きだからやめられない

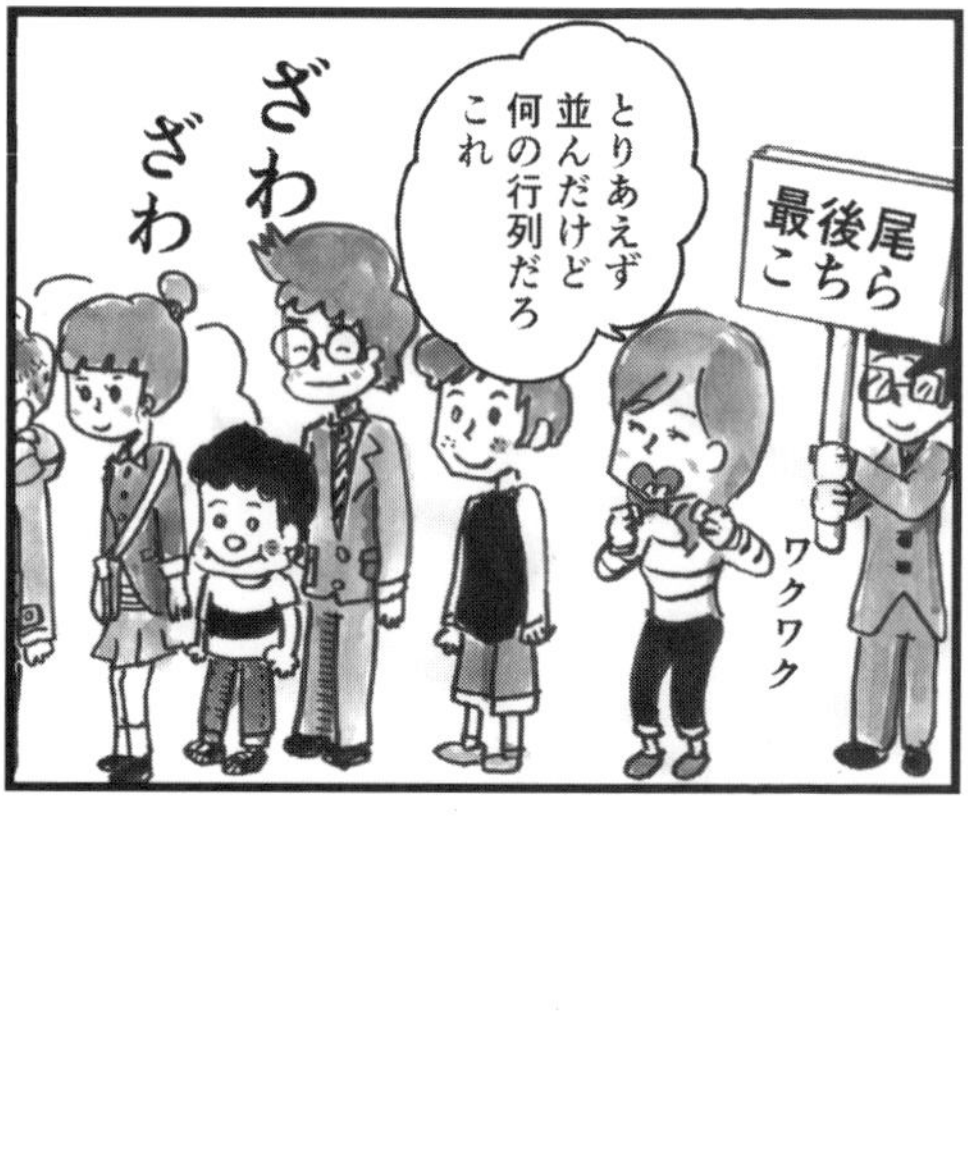
ざわ
ざわ
とりあえず並んだけど何の行列だろこれ
最後尾こちら
ワクワク

私たちのやる気を削《そ》ぐ脳のクセは他にもたくさんあります。

たとえば、「長蛇《ちょうだ》の列ができているお店を見ると、つい並びたくなる」ことはありませんか？　でも、「テレビで紹介された海鮮丼！」「口コミランキングで1位！」、こんなワードを目にするだけでワクワクしてしまう人は、要注意です。なぜなら、脳が「**バンドワゴン効果**」で誘惑されやすくなっているからです。

これは、いわゆる「勝ち馬に乗る」というような行動で、みんながいいと言っているからそれはいいものだと判断してしまう脳のクセです。

（※「バンドワゴン効果」は、1950年、アメリカの経済学者ハーヴェイ・ライベンシュタイン氏の論文『消費者需要理論におけるバンドワゴン効果、スノッブ効果、およびヴェブレン効果』のなかで言及されました。バンドワゴンとは、パレードの先頭の楽隊車のことで、このパレードを見るとなんとなく楽しそうだなという雰囲気につられてパレードの列が長くなっていくさまからこの名前がつきました。）

ものがもつ本来の価値ではなく「他の人の評価」が気になり、大勢の人と同じことをすることで安心してしまう。このようなクセは、誰の脳にもあるものです。

その他人の行動というものは、インターネットの発達により以前とは比べものにならないくらい手軽に知ることができるようになりました。その結果として、他人と同調することがたやすくなり、自らの頭で考えず、他人の評価が無意識に頭のなかを支配してしまう……これがやる気を削ぐ原因になっているのです。

ですから、やる気が起きないときには、入ってくる情報を制限することも効果的。いわゆる「情報デトックス」といわれるもので、他人の評価をあえて聞かないということも必要です。

005.
制限されるとものすごく反発したくなる

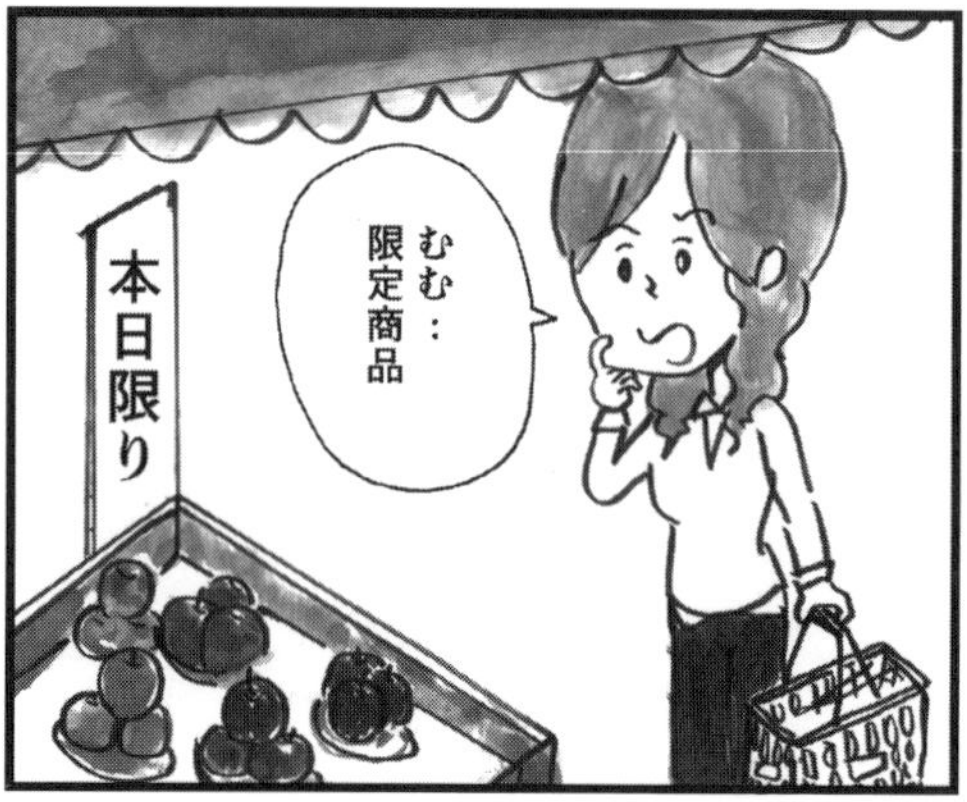

私たちの脳はどんなコンピュータにも負けない能力をもっているのですが、意外と怠惰《たいだ》な部分があります。これは悪い意味ではなく、たくさんの情報のなかからできるだけエネルギーを使わずに最適解を判断するという効率的な脳の使い方といえます。

ですから、その脳の特性を利用して、私たちの脳にやる気を出させればいいのです。ものやサービスを売る側は、脳の性質やクセを熟知していて、「買わせよう」「お金を使わせよう」とします。たとえば、飲食店には「限定メニュー」とか「10食限り」という料理がありますね。この「限定」というワードを聞いただけで「食べたい！」と思ってしまう人は、脳が知らず知らずのうちに判断ミスをしています。

私たちの脳は「制限」を受けると、逆にそれをやりたくなるクセがあります。これは**「心理的リアクタンス」**と呼ばれるもので、「今を逃すと、次は手に入らないかも」という心理を自動的に脳が認識し、購買という行動を引き起こしているのです。

逆に、家電量販店で「この商品は絶対に買うべきだ」なんていわれたら、とたんに購買意欲がなくなるでしょう。**私たちは「自由」を欲しがり、他人に強制されることを本能的に拒否しているのです。**

親や上司から、「勉強をやりなさい」とか「この資料を今日中に完成させるように」と上から目線で行動を制限されると、心理的リアクタンスが働き、それに反発したくなって行動する力が萎《な》えていきますよね。

そこで、この心理的リアクタンスが出現しそうになったら、「これだけしょっちゅう言ってくれるのは、自分にすごく期待しているからじゃないか」「私のことを応援してくれるからこそのアドバイス」だと思い込むことが大切です。

親からの勉強しなさいも、上司からの叱責《しっせき》も、決してあなたが心底嫌いだからではなく、あえて苦言を呈《てい》し、あなたのためを思って応援している言葉なのですから。

006.
何をやるにも苦痛でしかない

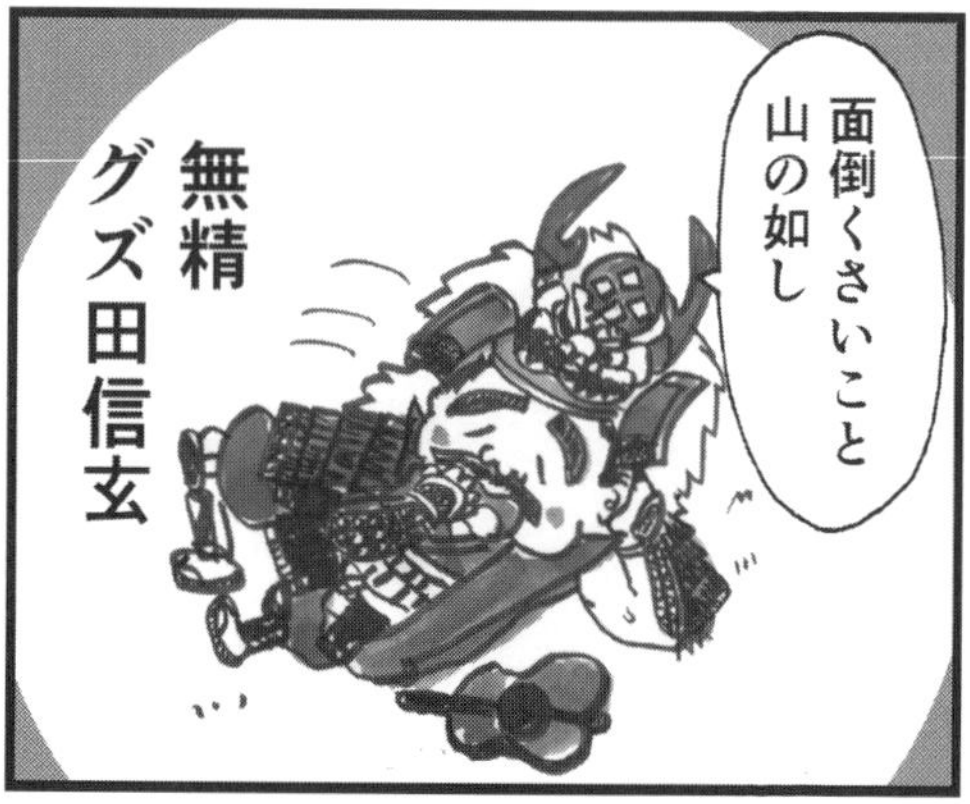

何時に起きるか、朝ごはんは何を食べるか、駅までどうやって行くかなど、脳はすべてその決断をコントロールしています。その回数は、1日になんと1万回以上といわれており、たった約1400gの脳にかなりのエネルギーが必要となります。

そこで私たちは、生命を維持するためになるべく脳が使うエネルギーを減らそうとし、**良いことでも悪いことでも、いちいち細かい決断をせず自動的に処理しようとする**のです。

それが、いわゆる「習慣化」といわれるものです。

誰の脳もそういうしくみになっているわけですが、困ったことに、大きなチャレンジには多大なエネルギーを利用することになるので、脳はなるべくその作業を拒否しようとします。それどころか、**私たちは変化を反射的に拒否することに心地よさを感じる**ようになるのです。

何かを始めるときに「めんどくさい」と思ってしまう理由はここにあるのです。

この「チャレンジできない状態」から脱却するには、**日々の小さな決断をできるだけ減らし、自分にとって役に立つ「新しい決断」を受け入れる脳のスペースが必要**です。

「最も強い者が生き残るのではなく、最も賢い者が生き延びるのでもない。唯一生き残るのは、変化できる者である」。『種の起源』の著者チャールズ・ダーウィンの言葉です。いつか訪れる人生の分岐点、そのときにあえて自分を成長させてくれる困難な道にチャレンジできるよう、今のうちから小さな決断を減らしておくことを考えてみるとよいでしょう。

ｉＰｈｏｎｅの生みの親であるスティーブ・ジョブズ氏がいつも同じデザインの黒のタートルネックとデニムで過ごしたのは、決断をする回数を減らすためだったともいわれています。ためしに、ランチのメニューを固定するのはどうでしょうか。同じものを食べていると栄養が偏ってしまうのではと抵抗があるのであれば、日替わり定食にするか、お店を曜日ごとにローテーションしてみましょう。小さな決断を減らしておくことで、脳はやがて、過重な負荷を感じることなく、大きなチャレンジができるようになっていくのです。

007.
その日の気分にたやすく左右される

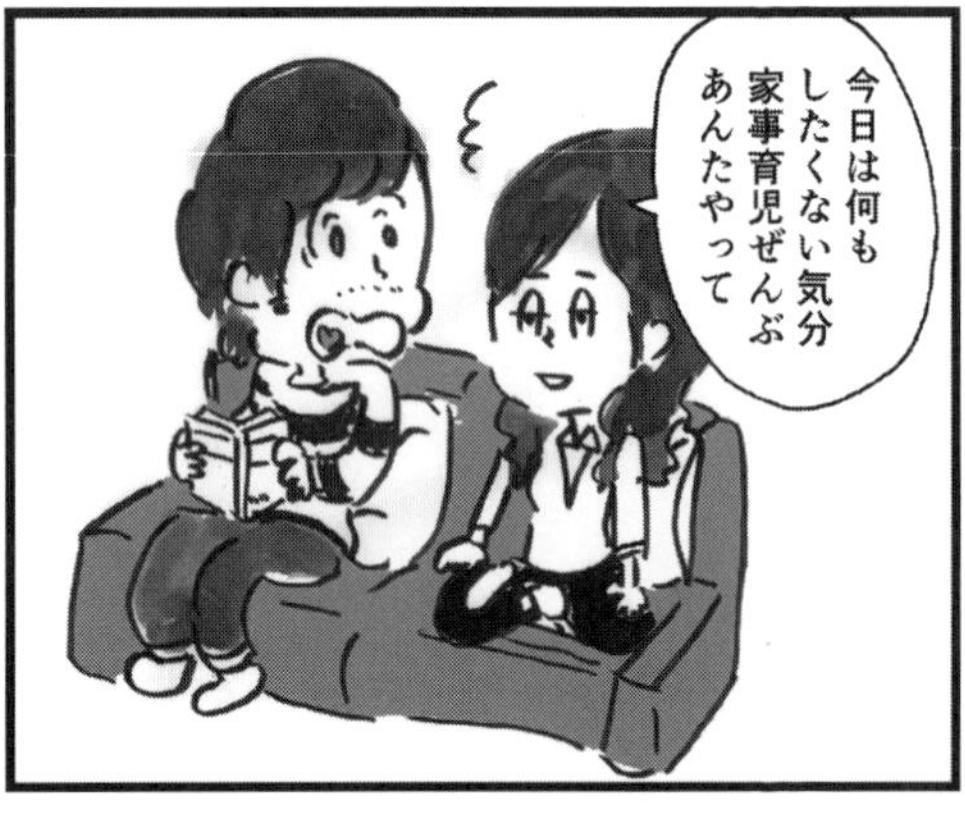
今日は何もしたくない気分
家事育児ぜんぶあんたやって

私たちの「気分」は、将来の行動にかなり影響を及ぼすことがわかっています。

たとえば、出かける前にテレビ番組で見た星占いの結果がいいとウキウキした気持ちになりますよね。「たかが占いだ」と思っている人でも悪い気はしないはずです。

このようなウキウキした気分でいると、その日に起こることを楽しく感じることができます。見知らぬ人と目が合っただけでも、「気の合いそうな人を見つけた！（ウキウキ）」、会議で自分の意見に反論が返ってきても、「今日の打ち合わせではたくさん意見交換ができた！（ウキウキ）」など、あらゆる出来事をラッキーにとらえることができます。

ところが、星占いの結果が悪くて、「今日はついてないな」とどんよりした気分でいると、上司に挨拶したのに返事がないだけで、「無視された……（どんより）」、会議で反対意見が返ってきただけで、「注意された……（どんより）」と、起こった出来事すべてをアンラッキーにとらえてしまう傾向があります。

このように自身の思い込みに沿って行動してしまうことを、「**気分一致効果**」と呼びます。これは、アメリカの心理学者であるG・H・バウアー氏が記憶研究から導き出した現象で、「特定の気分が起こると、その気分と一致する感情価をもつ記憶や判断が促進される」というものです。

つまり、**私たちは目の前の現実を気分によって無意識に書き換えている**ということ。

思い込みのクセで「もうできない‼」と思ってしまうと、私たちはうまくいきそうのない情報やできない理由を勝手に探し出し、うまくいかない現実を引き寄せてしまいます。

ですから、タスクを達成して自分なりの成功を収めるためには、まずは「できない」という思い込みのクセを解除する必要があります。

かなりハードルの高い仕事を任されたとき、「こんな仕事を任されるなんて、自分は運が悪い」と解釈するか、「これをクリアできれば、ぐんと成長できる」と解釈するか。解釈しだいで、取りかかるスピードも、結果も、大きく変わってきます。

008.

前方の司令塔がめちゃくちゃストレスに弱い

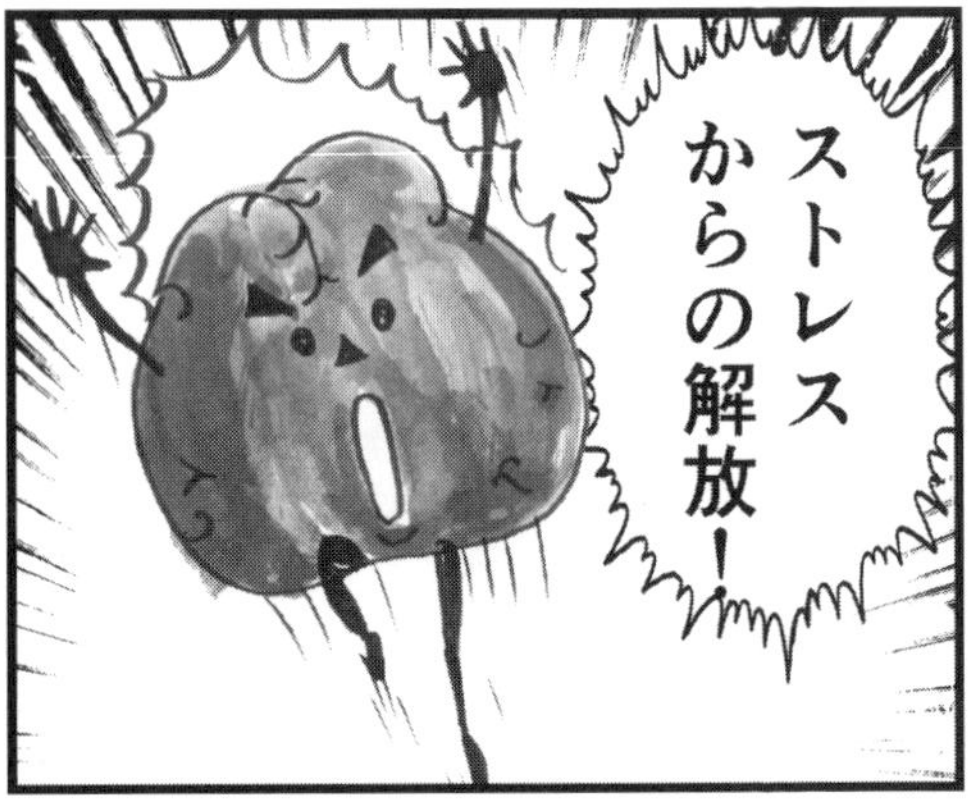

私たち人間の脳と他の動物の脳の大きな違いは、前頭葉《ぜんとうよう》の先端にある「前頭前野《ぜんとうぜんや》」にあります。チンパンジーは脳全体の17％ほどといわれていますが、私たち人間はなんと脳全体の29％ほどを占めているのです。この前頭前野は人間らしい脳といわれる部位で、創造性や思考、人間性やコミュニケーション能力に関わっていると考えられています。

１８４８年9月13日、当時25歳だったアメリカのフィネアス・ゲージという青年は鉄道建設作業中に事故に巻き込まれます。鉄の棒が顔面から頭部を貫通し、左前頭前野を大きく損傷してしまいます。一命をとりとめたゲージ氏ですが、事故前は有能な現場監督で、敏腕《びんわん》で頭も切れ、精神的にも安定している男性だったのが、事故後には一変してしまいます。気まぐれで下品になり、優柔不断で将来のプランを立てることができなくなりました。

とくに前頭前野の一部である眼窩前頭皮質《がんかぜんとうひしつ》は、自己抑制力に大きく関わっています。**この部位が損傷すると、幼稚な行動をとるようになり、衝動的でキレやすく多動になります。**

やらなければならないことがあるのに、テレビを見たい、マンガを読みたいといった衝動的な行動をつい選んでしまうのは、眼窩前頭皮質の力が衰えているからかもしれません。

そして、私たちが何かを決断してそれが正しかったかどうかを判断する部位は前頭前野の最前部にある前頭極《ぜんとうきょく》。人間が経験をふまえて臨機応変に行動できる秘訣はここにあります。

ということは、**前頭極の力が弱くなると、今までの行動を反省することができなくなる**ので、サボるという行動をいつまでたっても反省することなくくり返してしまうのです。

どうやら私たちの行動は、この2つの部位のバランスによって選択されているようです。

私たちが今やらなければならないことを先送りしてしまうクセは、脳の司令塔ともいわれる前頭前野の機能が低下しているから。そして、とくにこの部位はストレスに弱いので、ストレスからの解放が「めんどくさい」を撃退する最重要課題といえるでしょう。

009.
しんどいことも楽しいことに変えられる

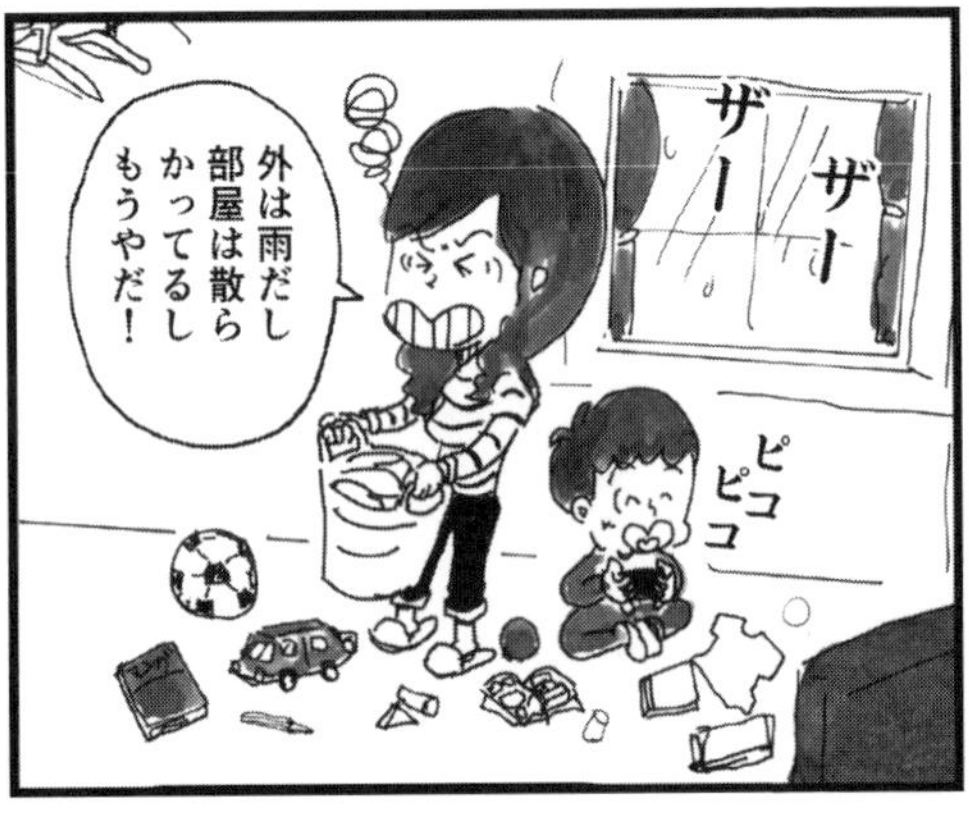
ザー
ザー
外は雨だし
部屋は散らかってるし
もうやだ！
ピコピコ

ストレスとは、本来はなんらかの刺激に対して私たちの体が反応する状態をいいます。

たとえば、高所恐怖症の場合は、高いところがストレスなのではなく、高いところでドキドキした体の反応を「**ストレス反応**」といいます。この場合の高所は、正式には「ストレッサー（ストレス要因）」といいます。ですから、「ストレスをなくす」と表現することは、「ストレッサーに対する体の反応をなくす」ということなのです。

ストレッサーには、言うことを聞かない子ども、嫌味をいう上司、雨模様の天気、溜まった洗濯物など、さまざまなものがありますが、はじめから「良いストレッサー」「悪いストレッサー」が存在しているわけではありません。**それをどう感じるかで「良い」「悪い」が決まる**のです。

ストレス反応は悪いことばかりではありません。私たちにとって役に立つ反応であればそれを良いストレスといい、役に立たなければ悪いストレスといいます。

たとえば筋トレは良いストレス反応の代表でしょう。肉体にかなりのストレスをかけますが、筋肉量をアップさせる行為なので私たちは喜んでトレーニングをします。

上司の小言は消し去ることはできませんよね。それを耳の痛いことととらえて文句たら、イライラしてしまうと脳への悪いストレスとなります。でも、自分の成長への原動力ととらえられるようになれば、それは脳に対して良いストレスとなります。

ストレス反応は向き合い方を変えれば自分を成長させてくれる要素にもなるのです。

とはいえ、ストレッサーに対する向き合い方を変えるのは難しいと思います。そこで、日常のなかで小さなストレスを実感するようにしてみましょう。

たとえば、右利きの人なら左手で歯を磨いたり、いつもの通勤路を変えてみたり、普段あまり話したことのない人とランチに行ってみてはどうでしょうか。そうした小さなストレスを乗り越えていくことで、あんがい、すんなりストレッサーの感じ方が変わります。すると自分から引き出される力が生まれやすくなるのです。

010.
なんでも見つけてきてくれる

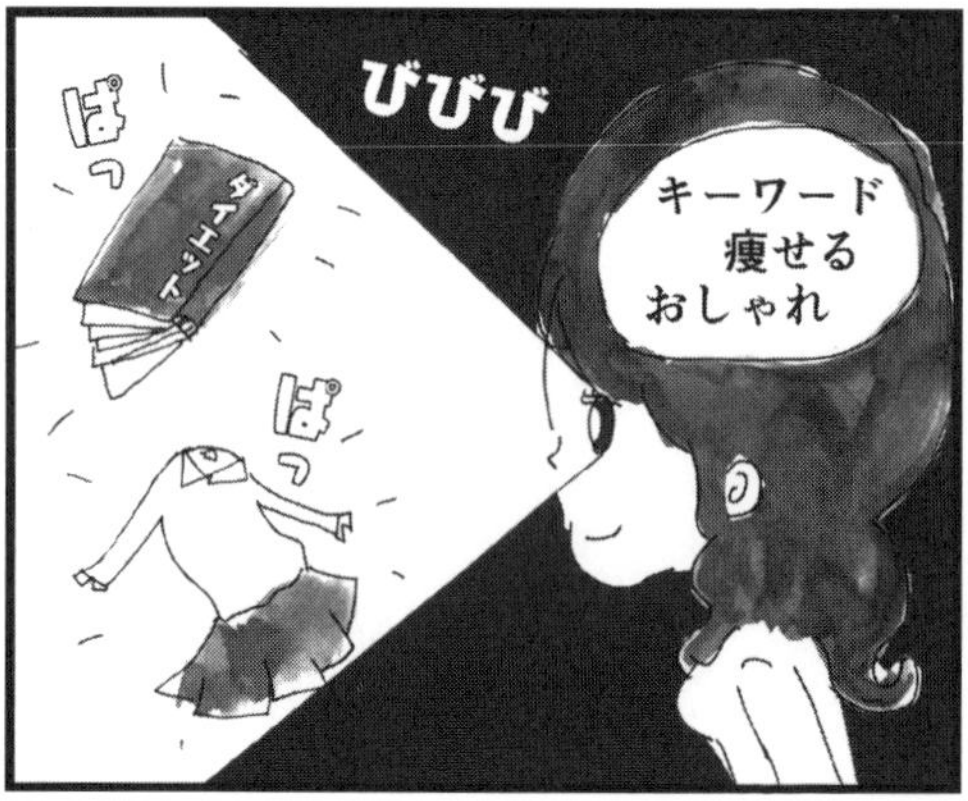

赤色の車を買って所有する喜びを噛《か》み締めていると、街を走っている赤い車ばかり目についてしまう。あるいは、気になる異性に「ピンクの洋服が似合うね」といわれたら、街のショーウインドウに飾られているピンク系の洋服が気になってしょうがなくなる。こんな経験をした人は多いのではないでしょうか。

このような心理現象は「**カラーバス効果**」と呼ばれ、ある特定の色を意識するとそればかりが目に入ってしまうのです。もちろん、この現象は色に限った話ではありません。私たちの脳は、ある特定のキーワードが心に浮かんでいれば、情報過多の現代でも一瞬にして、有益と思われる情報を見つけ出すことができるのです。

逆にいえば、キーワードを意識しないかぎり、それにまつわる事柄は認識されにくいということです。私たちの脳は情報のすべてを意識して処理すると疲れてパンクしてしまうので、**「意識しているキーワード」に関する情報を中心に探し、ほかの情報についてはうまくスルーする**という原則が働いています。

夢や目標を追いかける場合にも、自分に役に立つキーワードを意識的に思い浮かべることが大切です。それをくり返していれば、無意識にキーワードが落とし込まれ、あなたの脳は自動的にそのキーワードに関連した情報を見つけて注目していきます。

もし、ダイエットをしたいのであれば、「痩せる」ということを思い続けていれば、数ある広告のなかから自分に役に立つダイエット情報を見つけ出し記憶にとどめておくことができるでしょう。関連キーワードとしては、低糖質、野菜、運動などがいいでしょう。

ただし、**脳は否定形を理解できない**ので注意が必要です。

「太らない」というキーワードを思い続けた場合、太るというイメージを描いてしまうことが前提なので、逆に太るとか食べるといった情報を見つけ出してしまいます。ですから、キーワードには否定形ではなく肯定形を選ぶことが大切です。

011.
目に映る人を真似ていく

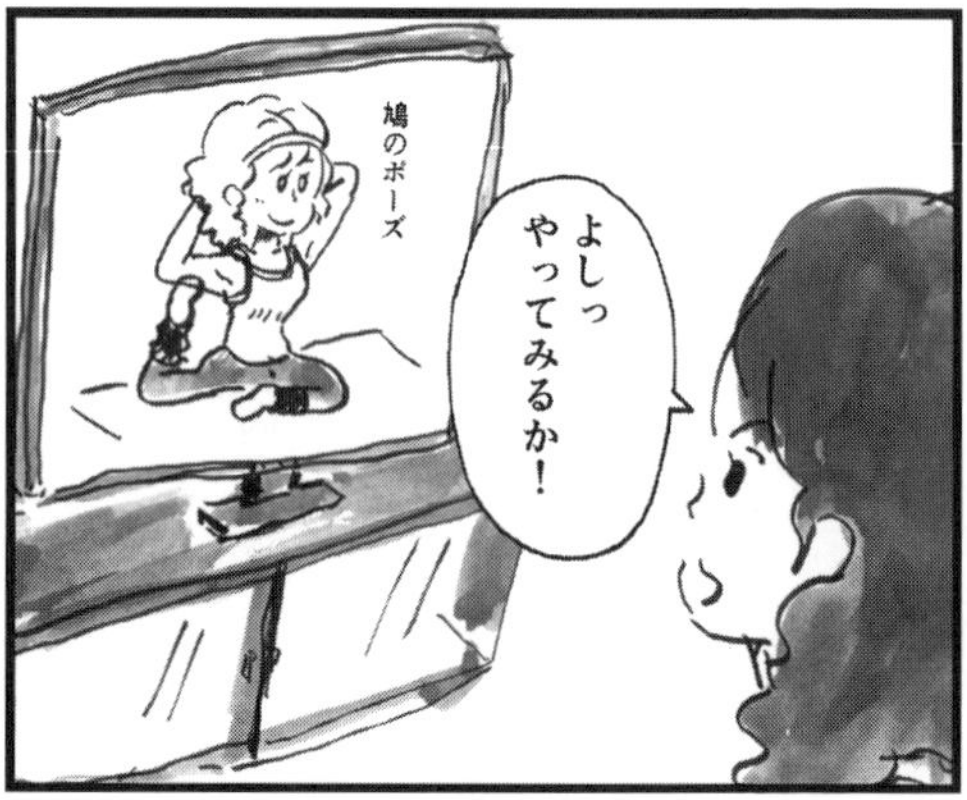

「ワシは口ではいわんから、よく見て覚えるのだぞ」。職人やスポーツの世界でよくいわれる、弟子が師匠の技術を「見て盗む」というのは、科学的に正しいことが判明しました。その本質が、「ものまね神経細胞」こと「**ミラーニューロン**」の発見です。

１９９６年、イタリアの研究者が、猿が餌《えさ》をつかみ取ろうとするときに活動する神経細胞が、実験者が餌をつかみ取っているのを見ているときでも活動することを発見し、これはまるで「鏡」のようだと考えて「ミラーニューロン」と名づけられました。このミラーニューロンは、運動に関してだけではなく、目標と意図を理解したり、他者との共感や言語獲得にも大きく寄与しているといわれ、今でも精力的に研究が続けられています。

このミラーニューロンのシステムは、生後12ヶ月には完成しているといわれているので、その時点ですでに両親など自分以外のヒトの行動の影響を受けるということです。

たとえば、お母さんが子どもに微笑《ほほえ》むと微笑み返すというような簡単なコミュニケーションから、話し方や食べ方、真似してほしくないクセまでを子どもは模倣《もほう》していきます。

じつは、**私たち人間という生き物は、ある意味、ゼロから自分の頭のひらめきで成長するのではなく、モノマネにより成長する生き物**なのです。

ということは、自分がやってみたいと思うことをすでに始めている人、その分野で憧れたり、尊敬している人と接していると、その言動を真似することによって、自分をその人に近づけていけるということ。逆に、自分に悪影響を及ぼす人、そう思われる人とは距離をおかないと、ミラーニューロンが悪習慣に反応してしまいます。

ミラーニューロンを活用すれば、「禁煙したい」「朝寝坊をやめたい」「痩せたい」など、自分が変えたいと思っている行動を確実に変えることができるようになります。さらに、憧れている人から得た刺激でいろいろな行動を起こしていく。それが、必ず人生をよい方向に進めてくれる力になる。そう思っていると、人間関係により積極的になっていけますよね。

012.
他人のしぐさはけっこう簡単に伝染してしまう

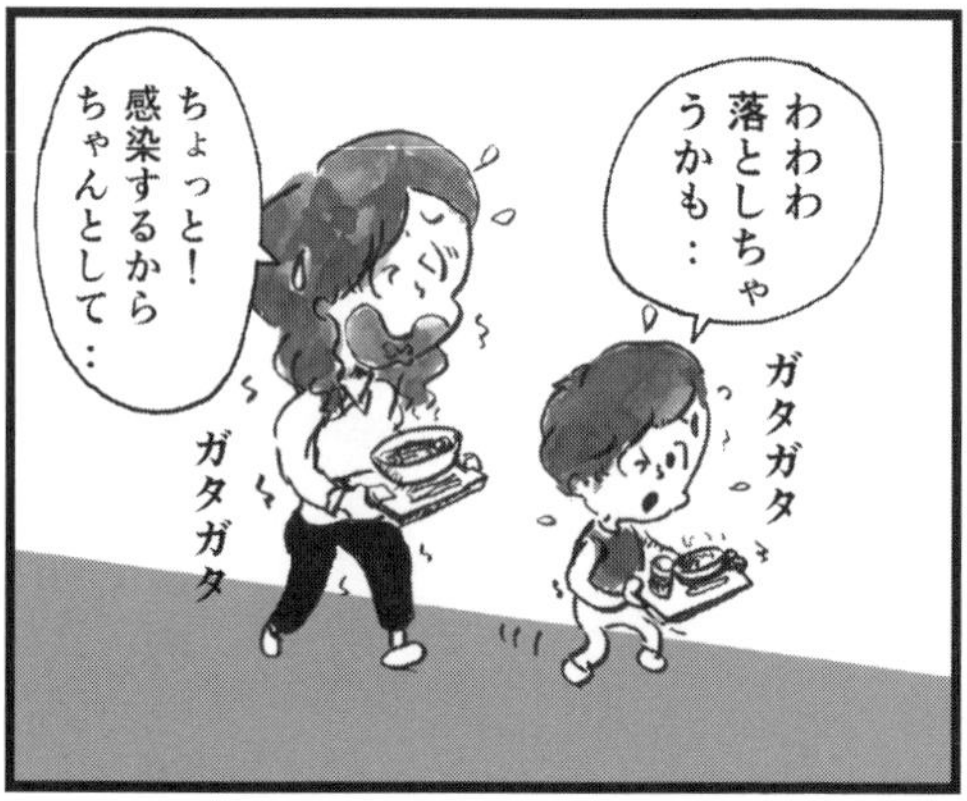
わわわ
落としちゃうかも…
ガタガタ
ちょっと！
感染するから
ちゃんとして…
ガタガタ

ゴルフのティーショットのときに、一番初めに打つ人が大きく右へ曲げてOBゾーンに入れてしまうと、次に打つ人やその次に打つ人まで同じように「お付き合い」をして、みんな打ち直しになってしまった。そんな経験はありませんか。

プロスポーツの世界でも、サッカーのPK戦を連続で外してしまったり、野球でめったに出ないエラーが続いたり、ひとつのミスがまるでインフルエンザウイルスのように感染していくことがあります。これは、「私も失敗するかもしれない……」と思い込んでしまう自分のメンタルが弱い、というだけの影響なのでしょうか？

脳情報通信融合研究センターの池上剛《いけがみつよし》研究員らは、他人の失敗や成功が自分のパフォーマンスにどのように影響するのかを研究・発表しています。その論文によると、「ダーツのエキスパートが、素人のダーツ動作をくり返し見て、その動作結果（ダーツの命中場所）を予測できるようになると、エキスパート自身のダーツ成績が悪くなるという興味深い現象を見出すことができました」とのこと。すなわち、**他人の行動を見ることは自分のパフォーマンスに影響を与える**ということを実験で証明したのです。

イチロー選手は新聞のインタビューで、「投手が前で打っているのを見たくないんですけどね。目に入れることがすごくイヤ。一塁側にベンチがあるときは見ないと仕方がない。練習にも入ってくるしね。ヘタなものは見たくない」と語っています。イチロー選手はこの研究結果を今までのたくさんの経験のなかから感じていたのでしょう。

つまり、私たちの生活においても、他人の失敗にはあまり注目しないほうがいいということです。

他人の失敗談は私たちの興味を引きますが、無意識に刷り込まれてしまうとそれと同じような失敗に巻き込まれてしまうかも。人の失敗談にはあまり首を突っ込まず、ひとつの経験則として心に留めておくだけにしておいたほうがいいかもしれませんね。

013.
まわりが太っているから食べすぎちゃう

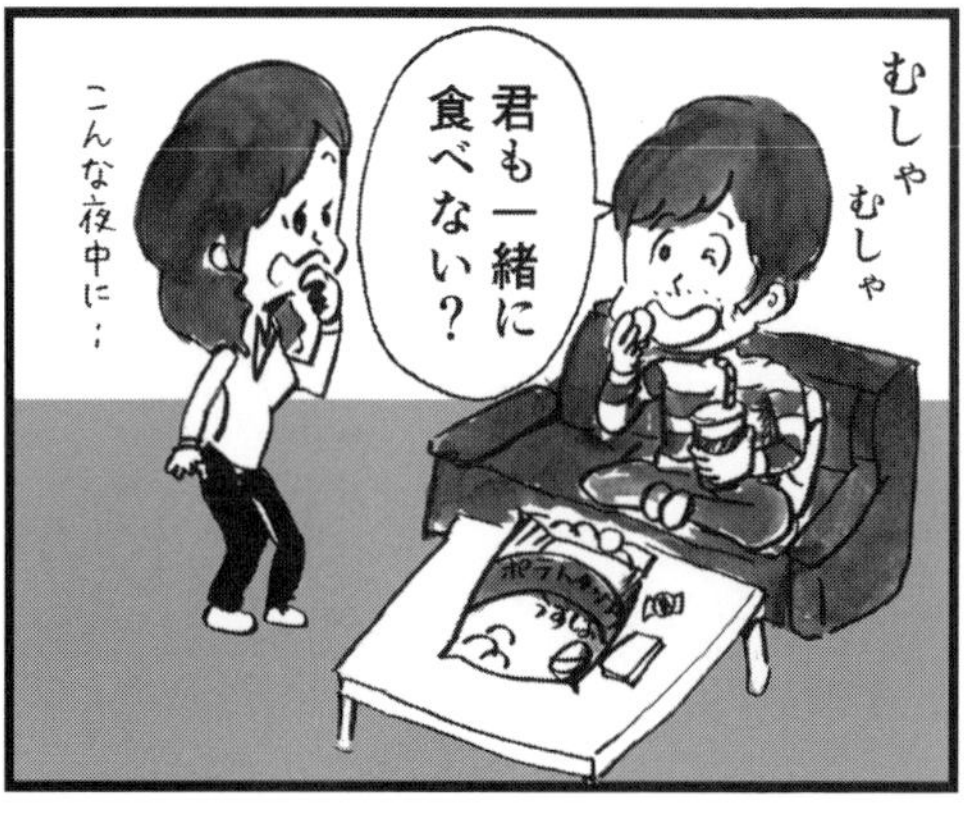
むしゃ むしゃ
君も一緒に食べない？
こんな夜中に…

「肥満はなんと感染する！」と聞いたら、びっくりしますよね。「朱に交われば赤くなる」というように、肥満というものはまわりの影響を受けて連鎖するという研究結果があるのです。

この論文を発表したのは、ハーバード大学のニコラス・クリスタキス教授。なんと、肥満（ＢＭＩ30以上）になる人は、配偶者が肥満の場合は37％増加、兄弟姉妹だと40％増加、友人だと57％増加したとのこと。（※ＢＭＩとは体重と身長の関係から肥満度を示す体格指数のことで、「BMI＝体重（kg）÷（身長（m）×身長（m））」で計算できます。）

そして、インフルエンザとは違って、**地理的に近い人同士は肥満の連鎖は起こらず、「社会的」なつながりが影響する**ことがわかりました。

「（太った）友だちがお菓子を食べているから、私も食べてもいい」
「（太った）お兄ちゃんと同じ量の食事を用意してしまう」
「（太った）妻が食後のデザートを必ず用意するので食べてしまう」

といったように、社会的なつながりがある人の食習慣の影響は大きく、自分が食べすぎてしまう理由をついつくりあげてしまいがちです。

じつはこのような現象は、子どもの成長にも影響を及ぼします。両親が清涼飲料水を好きだったり、甘いものやお菓子をよく食べたりすると、子どもは肥満になる傾向が高くなります。逆に小食な両親の子どもは、痩せ型になるだけではなく、なんと低身長にもなりやすいのです。

また、喫煙習慣や飲酒、幸福感までもが社会的ネットワークの影響を受けていることがわかっています。よく自己啓発本では、「自分より年収の高い人のそばにいるといい」「プラス思考の人と行動しよう」などといわれていますが、これも社会的なつながりが自分の行動に影響を与えるがゆえでしょう。

ということは、「なんとしても痩せたい！」と思ったら、肥満になるような行動をしている人とできるだけ関わらないことを考えないといけないかもしれませんね。

しかし、そう私がいうと、「私の肥満はまわりの影響だからしょうがない」と自分の間違った食習慣を棚に上げる人が必ずいます。……いやいや、ちょっと待ってください。

私たちは、社会的につながりのある人の影響を受けることが多いのですが、結局はそれに甘んじて食べてしまっている自分が悪いのです。そういった甘えた思考ではなく、この研究結果は「**私の良い行動が、他人に影響を与える**」というふうにとらえましょう。

あなたの良い行動、たとえばダイエットをするとか、禁煙をするとか、毎日走り込むということが、まわりの友だちに感染し、そして友だちの友だちまでも巻き込み、社会全体を良い方向に変えることになるかもしれません。

ちなみに、ここでいっている「肥満」は医学的な話で、「摂る」カロリーと「消費する」カロリーのバランスで決まるので、太りすぎた体重を維持するだけのカロリーを、常日頃から摂取していることを意味しています。多くの女性たちが望むような、美容的な理想体重ではないのでご安心を。

誤って自分が過体重だと信じ込んでいる人は、本当に肥満になるリスクが高いという研究報告もあるので、勝手に自分が太りすぎだと思い込まないことも大事ですよ。

014.
理想的な人をイメージすると動きやすくなる

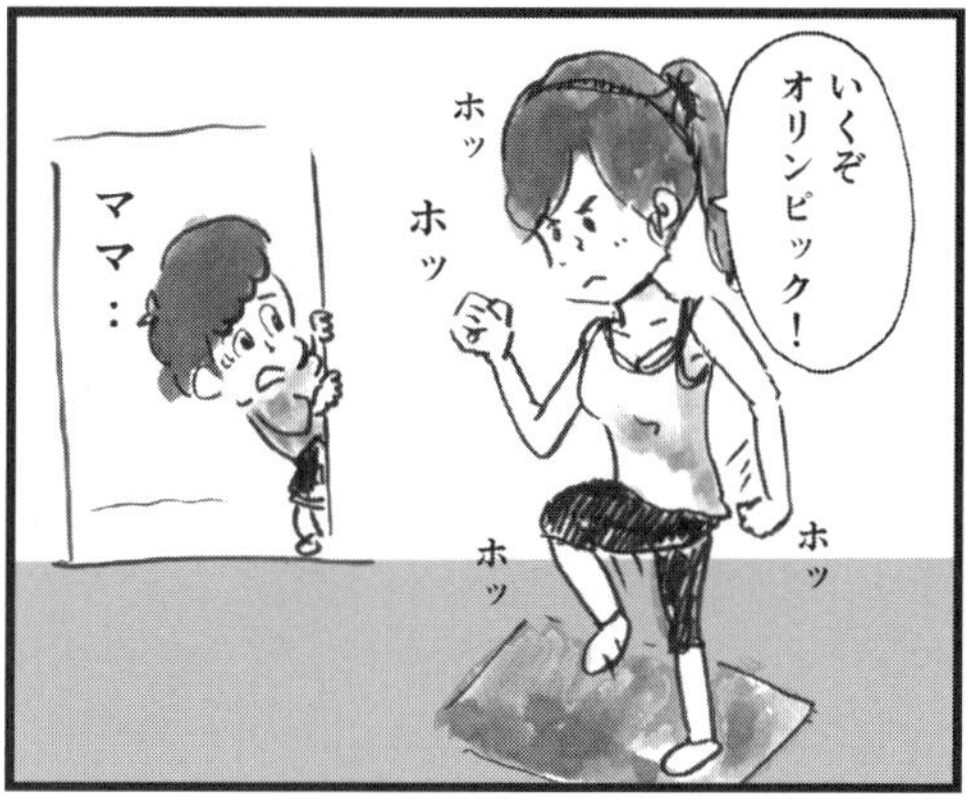

夏季・冬季オリンピック、サッカーやラグビーのワールドカップ、アメリカンフットボールのスーパーボウル、プロ野球の日本シリーズ、私たちを熱狂させるスポーツイベントはたくさんあります。

日本の夏の風物詩でもある甲子園でおこなわれる全国高校野球選手権大会は、アマチュアスポーツですがたくさんの人たちに感動を与え、根強い人気があります。

こういった大会に出場する選手たちにはなれなくても、心構えは学べるはずです。

「立場（地位・肩書き）が人をつくる」とよくいわれますが、これは心理学の実験でも証明されています。有名なところでは、１９７１年のアメリカで心理学者フィリップ・ジンバルドー氏の指導の下におこなわれた**「スタンフォード監獄実験」**があります。

これは一般の人21人を募《つの》り、11人を看守役に、10人を受刑者役に分け、「それぞれの役割を刑務所に近い施設で演じてもらう」という実験です。

その結果、看守役の被験者はより看守らしく、受刑者役の被験者はより受刑者らしい行動をとるようになりました。看守役のグループは囚人役のグループに対して、攻撃的に。さらには、実験で禁止されている暴力を開始したため、この実験は途中で打ち切りとなりました。

この心理的傾向を、ぜひ良い方向に応用していきましょう。今日からあなたは、世界的なスポーツイベントで活躍する「一流アスリート」、そう思い込んでください。

まずは3日間演じてみましょう。時間の使い方、食事、他人への対応、すべてにおいてアスリートになりきってみてください。

国際的な試合のために世界中を飛び回っているアスリートであれば、オフの日でもダラダラと無意味にテレビを見て過ごすようなことはしないはずです。

競技活動を支援してくれているスポンサーが付いているアスリートであれば、自分を律して笑顔を絶やさず、周囲に悪影響を及ぼすようなネガティブな発言はしないでしょう。

多くのマスコミやファンに応援されているアスリートであれば、身だしなみにも気をつけて、やる気に満ちた生活を送っていることでしょう。

つまり**「一流アスリートである」と自分に暗示をかけることは、無意識に良い行動習慣を刷り込ませる近道**であり、その結果、行動に迷いがなくなり、生活にムダもなくなり、あなた自身の目標に向かって一歩ずつ進んでいけるのです。

とはいえ、自己暗示をかけ一流アスリートを演じることに抵抗がある人もいるでしょう。なかなか恥ずかしくてうまくいかない場合は、「他人」に監視役をお願いして、サポートしてもらってください。

ダイエットサポートで有名な「ライザップ」の人気の秘密は、トレーニングの目新しさというよりも、あきらめさせないメンタルサポートがあるからだと私は考えています。監視役がさらにやる気を引き出す声がけをして、くじけそうな心を支えてくれるのでしょう。

家庭内や職場で、常にプラスの言葉を聞いていると、それが無意識に刷り込まれ行動そのものが変わっていきます。近くにその役割を担《にな》ってくれる人がいなくても、今ではSNSでつながることができます。

このように、強烈な自己暗示をかけるか、他人という強制力に頼るか、どちらかの方法で「自分にもできる！」ことを無意識に刷り込んでいくと行動力は強化しやすいのです。

015.
やめたいことを止める気になれなくなる

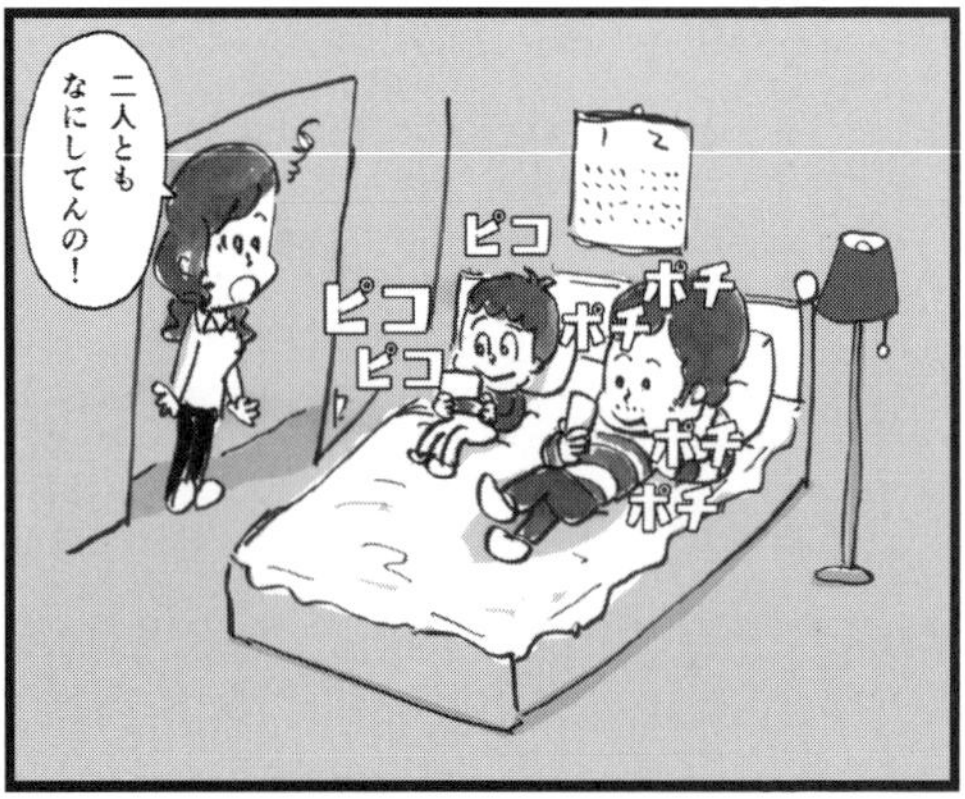

何かを見たり聞いたりして脳に情報が入ると、それを担《にな》う脳細胞に電気信号が伝わり、脳細胞同士のネットワークがつくられていきます。そのネットワークにくり返し電気信号が伝わるようになると、ネットワークは強化され、神経細胞同士の伝達効率が増強されます。

この見解は「**ヘッブの学習則**」といわれるもので、私たちも経験的に知っています。

たとえば、英単語をくり返し書いたり、ゴルフクラブをくり返し振ったり、さまざまな反復練習をおこなうことによって私たちはたくさんの能力を獲得していきます。

これは、脳がエネルギーをたくさん消費する「浪費家」であるため、ヘッブの学習則に応じて神経回路を強化して効率的にエネルギーを利用しているのです。

ここで気をつけなければならないのは、いわゆる自分にとって役に立たない行動も、くり返しているうちに強化されて、習慣化してしまうということです。それが望ましい行動をとるときの妨げとなるのです。

ゴルフスイングなどスポーツをやっていると感じることだと思いますが、自己流の変なクセをつけてしまうと、なかなかそれを修正するのが困難になりますよね。

ということは、自分にとって役に立たない行動は、最初のうちから摘み取ってしまったほうが好結果につながるということです。

たとえば、ストレスが溜まるとつい、口にしてしまうアイスクリーム。少量で止めることができればいいのですが、「やめようと思うけど、やめられない」のは危険信号。どうでもよくなる、「冷凍庫にないと、いてもたってもいられなくなってしまう」ようになる前に、アイスクリームの箱に、超弩級《ちょうどきゅう》の太った人の写真を貼り付けておくのでも、警戒信号になります。

役に立たない悪習慣が身についたとしても、**しばらくその行動を遠ざけたり、とりにくくすることで神経回路の強化は解除されていきます。**やめるなら今のうちですよ。

016.
どんな思い込みを選ぶかでずいぶん変わる

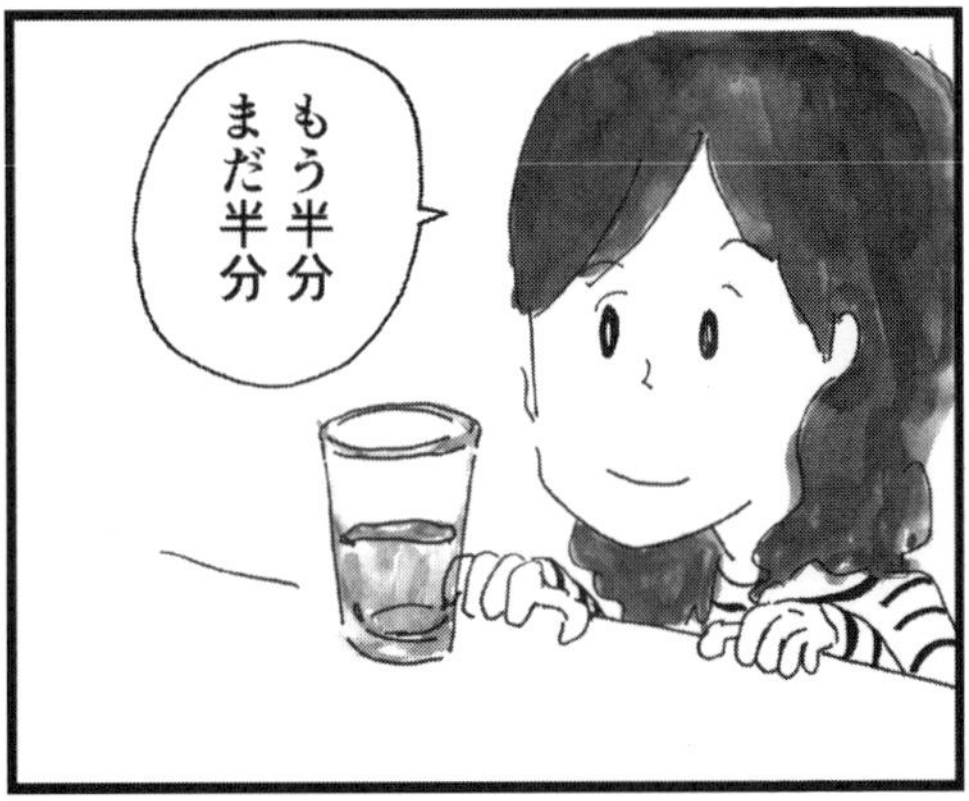

私たちは人生のなかでさまざまな事柄を経験してきました。良いこともあれば悪いこともあったことでしょう。

たとえば、雨の運動会。ある人は「雨の運動会なんて、寒くて凍《こご》えてホントにつらかったな」という経験をもっていますが、ある人は「雨の運動会で、みんなで泥だらけになって逆に団結して乗り越えたな」という経験をもっているかもしれません。

このように同じ事象でも、人それぞれもつイメージは違うのがあたりまえです。

じつは、私たちは出来事を直接見ているつもりでいますが、そうではなく、まるで色眼鏡をかけて見ているようなもので、出来事に対するとらえ方は人それぞれ違うのです。

みなさんはコップに水が半分入っているときに、

「もう半分しかない」

「まだ半分ある」

はたしてどちらだと思うでしょうか。

自己啓発のセミナーなどでは、「ポジティブにまだ半分あると思うことが大事」といわれることが多いようですが、そんなことはありません。これは、**どちらに思うかが重要なのではなく、どのように思ったほうが自分の役に立つかが重要**なのです。

「もう半分しかない」と思うことによってその後の努力が必要だと気づく人もいますし、逆に「まだ半分ある」と楽観的に考えてその後に水が足りなくなってしまうかもしれない。人それぞれさまざまな意見があっていいのです。

ただひとつの考え方に縛られて、自分の役に立たない思い込みに左右されるのではなく、柔軟にとらえ方を変えましょうというのが、「**リフレーミング**」というテクニックです。

たとえば、ある国に歯ブラシの市場調査に行った2人のマーケティング担当者がいました。その国の文化では、口をゆすぐだけで、歯を磨く習慣はありません。

その状況を見て、ひとりのマーケッターは、「歯を磨く文化がないので、歯ブラシは売れません」と報告しました。しかし、もうひとりのマーケッターは、「歯を磨く文化を根付かせれば、歯ブラシは爆発的に売れます」と報告したということです。

このように、同じ事象を見てもとらえ方によってさまざまな意見がありますから、**ひとつの意見にしばられず柔軟な思考をもつことがとても大切**なのです。

もし、自分の思考のクセが、今の自分の役に立たないと感じているのであれば、色眼鏡を変えてみるように、ものごとのとらえ方をリフレーミングしてみましょう。

リフレーミングをした瞬間に、曇っていた視界が一気に晴れ、重荷だと受けとめていたことも肯定的にとらえることができるようになる。そんな実感を得ることが少なくないのです。

たとえば真冬の北海道に出張することになったとします。こういうとき、「寒いところに行くのはいやだなあ」というとらえ方を、「幻想的な雪景色が見られる。楽しみだなあ」というふうに変えてみると、ちょっとワクワクしてきませんか？　この高揚感《こうようかん》がやる気を高めていきます。

パッと行動できないときには、課題に対するリフレーミングをしてみる。すると、それまで否定的なイメージしか見えてこなかったことでも、新たな可能性に気づくことができ、行動へとつなげていくことができます。

017.
メタ認知力が高まると成し遂げられる

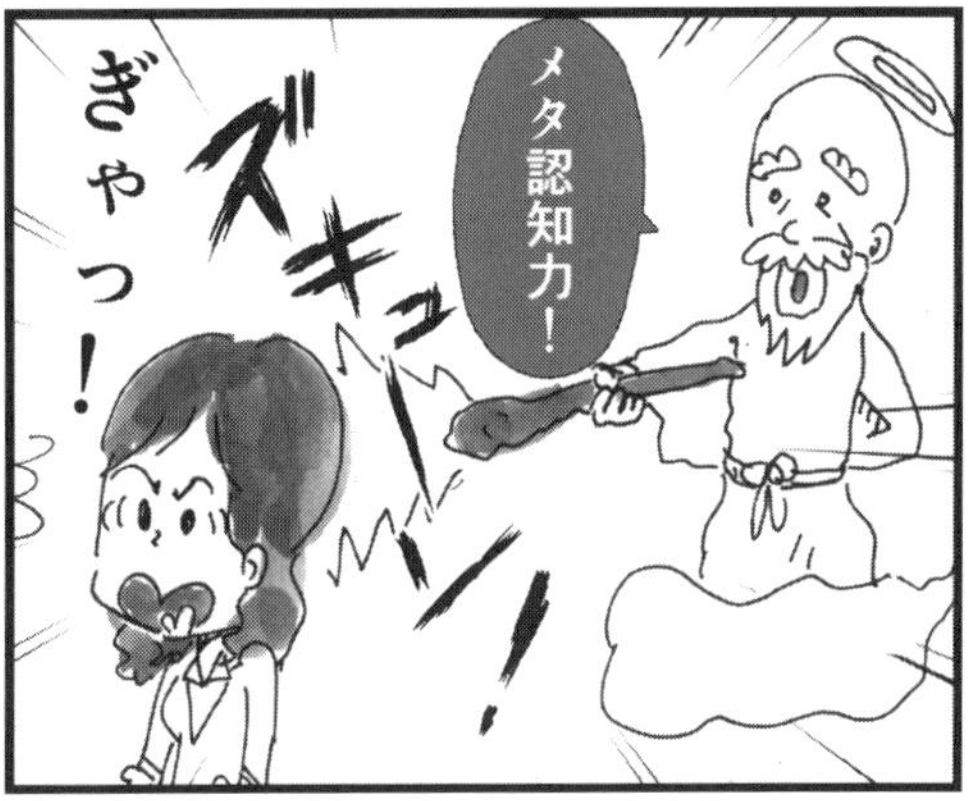

メタ認知力とは、神様のような視点で自分自身を監視し、コントロールしていく力のことをいいます。**どんな状況のときでも、自分の感情やまわりの雰囲気に流されず、シビアに、冷静に自分を客観視できる能力**のことです。

仕事をパッとスマートにこなす人は、このメタ認知力が高い人といえます。メタ認知力とは、状況を客観的に把握できることなので、不確定要素の高い未来を高い精度で予測していけるのです。

「1週間後のプレゼン資料を作成する」といった目標があるときに、その目の前の仕事だけを考えるのではなく、「期限までに作成できなかった場合に、まわりにどのくらいの影響があるか？」「この資料を作ることによって、取引先にどのようなメリットがあるか？」「この企画が採用された場合、エンドユーザーがどれほどハッピーになるのか？」というようなことを思い描ける能力、これこそメタ認知力です。

逆に、「やらなきゃいけない勉強があるけど、このテレビだけは見たい」「ダイエットをしているけど、コンビニスイーツはやめられない」など、目の前の欲求に抗《あらが》えないということはメタ認知力が低いということになります。

ものごとを大局的に見る、それが無意識のうちにできるようになるには、**なぜ今必要なのか、なぜやらなければならないのか、自問するクセをつける**といいでしょう。

目標やチャレンジに取り組むときには、目の前の課題だけにとらわれるのではなく、その先にある、想像しただけでワクワクするようなイメージや、行動しないなんてもったいないと思えるような自分にとって最高の未来像を思い描くと、行動力にすごい影響力を与えます。

たとえば、筋トレが続かないのは、トレーニングのつらさしか見えていないからです。鍛え上げたたくましい肉体を手に入れてビーチへ遊びにいき、気になるあの子に素敵といわれる自分の姿を常に思い描ければ、目の前の筋トレはつらいことではなくなります。

第2章
目的地をかためる

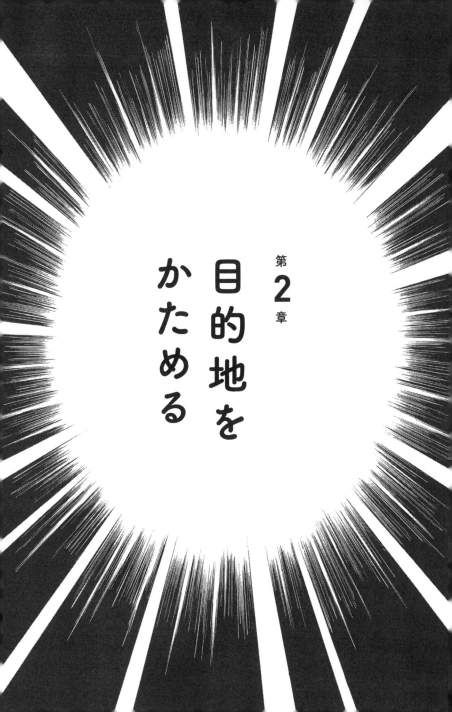

018.
難しい行動は何を目指すのかを意識する

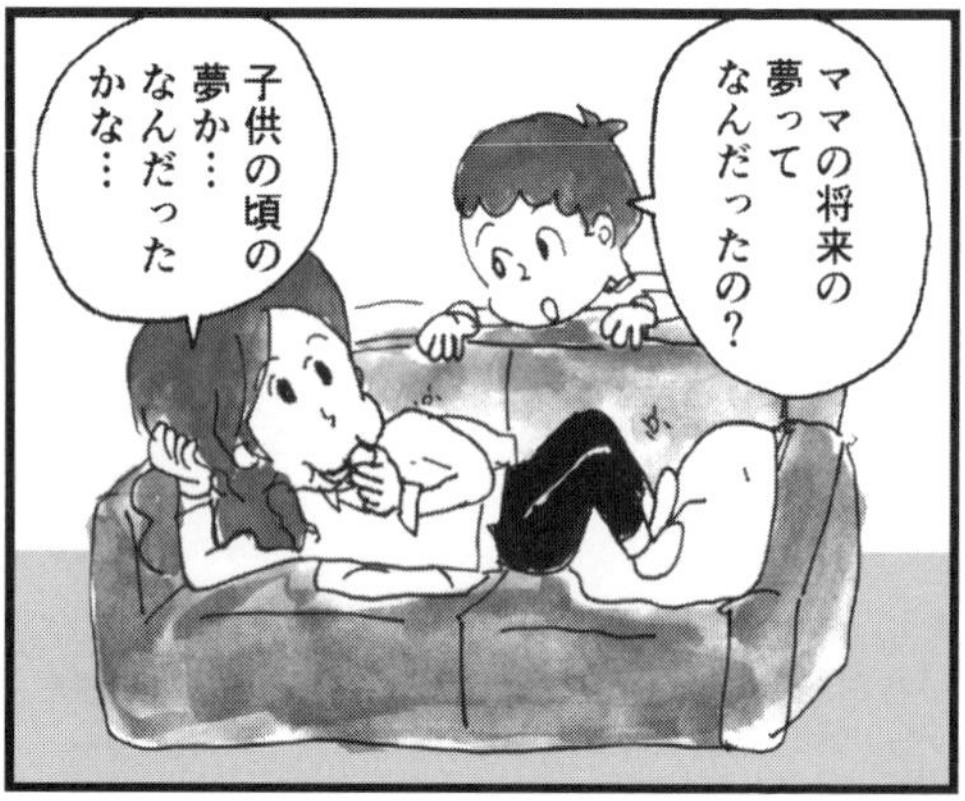
ママの将来の夢ってなんだったの?
子供の頃の夢か…なんだったかな…

脳神経外科医が執刀する手術の多くは、手術用の顕微鏡を用いておこなうもので、非常に細かく繊細な作業のくり返しのため根気を必要とします。

脳という臓器は極めて脆弱《ぜいじゃく》なので、力加減を間違えると正常な脳に傷がつき、患者さんに悪影響を及ぼしてしまいます。

脳は他の臓器と違い切り取ることはできませんから、脳の奥に病気があるときには、脳の溝を切り分けて進んでいきます。たとえれば、うっそうと茂った森のなかを、草木を切らずに、そして踏むことなく、自分の体をくねらせながら進んでいくようなものです。

脳を切り分けて進んでいるときは同じような景色が続き、ときにはこの先に病変があるかどうか不安になることも。術前に綿密なシミュレーションをしているので、ここを切り分けていけば病変があるという計画は立てていますが、手術中にMRIやCT画像をチェックして確認作業をおこないながら進めていきます。

私たち外科医が、こうした単純で根気のいる作業をくり返しできるのは、「患者さんを治療する」という目的意識がはっきりしているからです。

すなわち、**どんな作業でも目的さえブレなければ、誰でもやり遂げることができる**ということです。

みなさんに課せられた作業のなかには、自分のやりたいことだけではなくイヤイヤやらなければならないこともあるはずです。

やりたくない、気のりがしない作業に対しては、「なんでやるの?」「こんなことをやっても意味ないじゃん」などと思ってしまうためにパッと取りかかることができません。

だからこそ目的をしっかり意識することが大切で、その目的をいつも瞬時に思い描けることがパッと行動に移せる能力といえます。

019.

したいことを考えたほうががんばれる

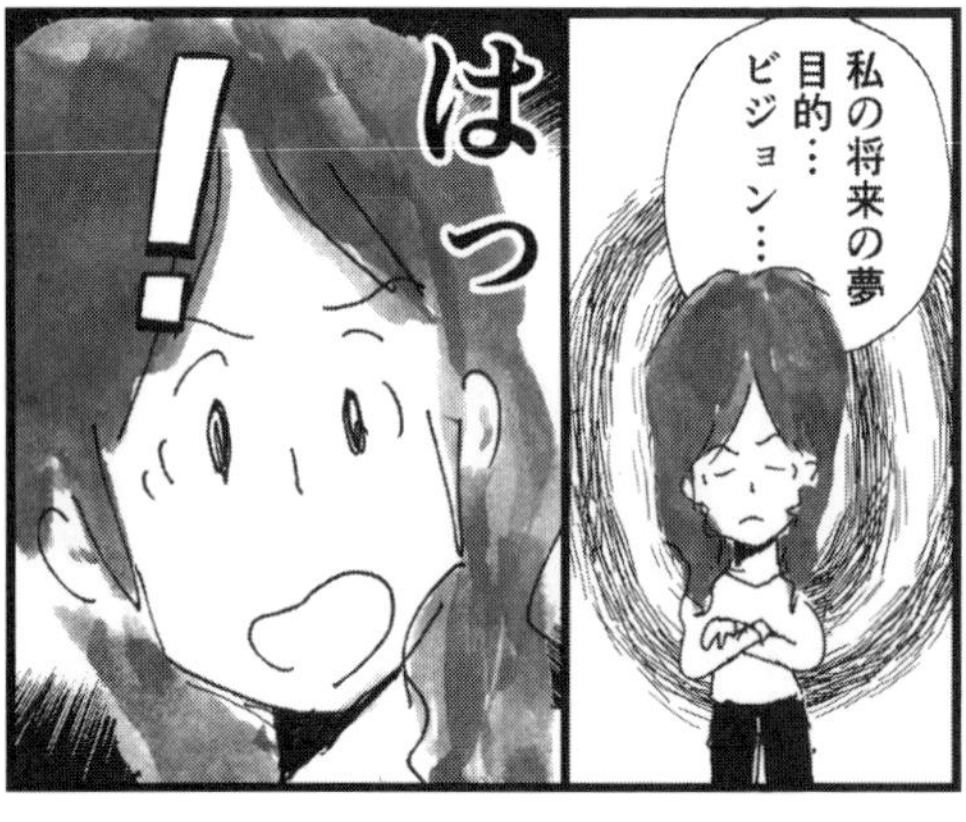

患者さんからよくこんな質問を受けます。

「私は、薬を飲んでいるから、海外旅行にはいけないですよね?」

私たちはなんらかの治療をしていると旅行にはいけないものなんでしょうか?

もちろん、病状が安定していない場合は、しばらく旅行を制限することもありますが、ほとんどの人は旅行にいくことができます。なぜなら、私は「旅行にいけるようにするために、薬を処方している」からです。

健康管理を例に考えると、「血圧や血糖値を下げること」「脳梗塞《のうこうそく》にならないこと」などを目的にしてしまうことが、往々にしてあります。でも、じつはそれは「目的」ではなく、あくまで「手段」でしかありません。

本当に考えるべきことは、「血圧や血糖値を下げて、何をしたいか？」「脳梗塞を予防して、何をしたいか？」というように、**「何をしたいか？」というビジョンを思い描くこと**です。

血糖値を下げることばかり考えると、運動をしなきゃならない、食事に気をつけなければならないと、行動を起こすのが億劫《おっくう》になりますよね。でも、海外旅行にいくために健康でありたいと少しでも思い描けるのであれば、ともすれば単調になりがちなウォーキングにもパッと取り組むことができるでしょう。

苦手な英語力を克服したいと思っても、もともと語学は苦手という意識が強い人だとなかなか勉強に取り組めないものです。でも、そういう人の多くは、**手段をビジョンと勘違いしているから取り組めない**のです。

英語を話すことは手段であって、ビジョンではありません。海外の人たちと楽しくコミュニケーションをとるということがビジョンです。

今、降りかかっている問題だけに注目してしまうと、なかなか行動を起こすことはできませんが、その先のビジョンを正しく思い描くことができれば、私たちはすぐに行動に取りかかれます。

そこで今、何か行動を起こせないでいるのであれば、目の前の問題に対して、子どものように「なぜなぜ？」と問いかけるクセをつけましょう。

なぜ、英語を勉強しなければならないのか？
なぜ、ダイエットをしなければならないのか？
なぜ、結婚しなければならないのか？
なぜ、恋人が欲しいのか？
なぜ、仕事をしなくてはならないのか？

人によってさまざまな「なぜ」に対する答えがあることでしょう。

みなさんが出したその答えには優劣はありません。ですから自由に想像して、その先にあるビジョンを描いてみましょう。明らかにモチベーションが高まり、行動が変わってくることが実感できます。

020.
実行力の有無は才能では決まらない

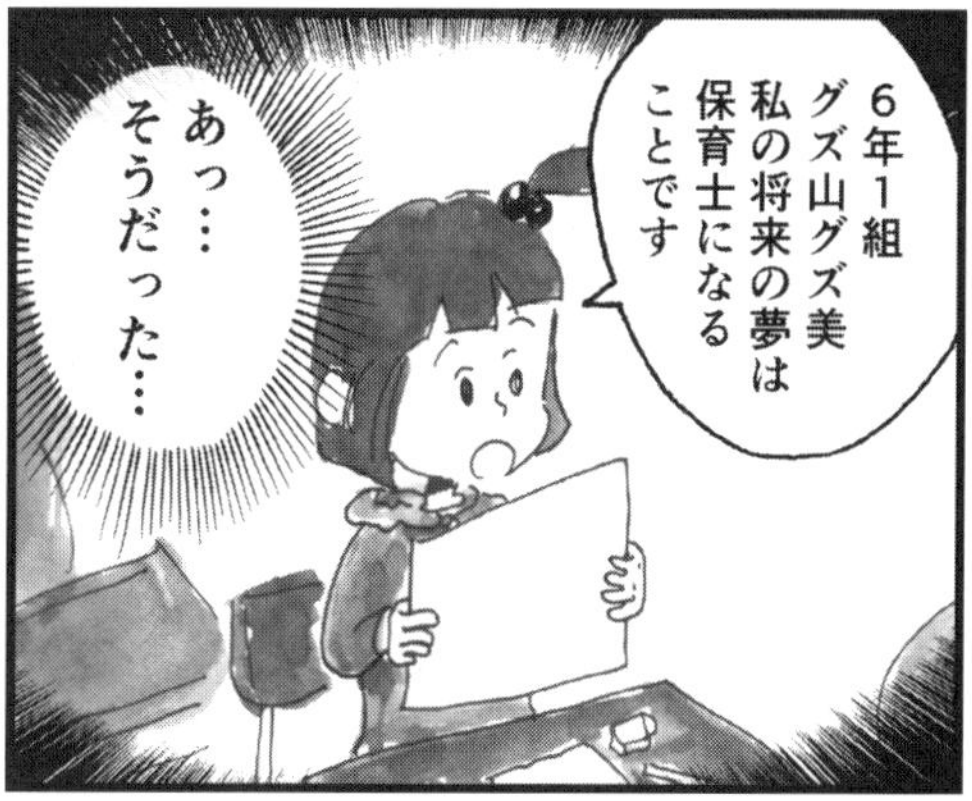
6年1組
グズ山グズ美
私の将来の夢は
保育士になる
ことです
あっ…
そうだった…

２０１７年、イタリアのＡＣミランからメキシコの名門チーム・パチューカに移籍した本《ほん》田《だ》圭佑《けいすけ》選手は、小学生のときにこのような作文を書きました。

『ぼくは大人になったら　世界一のサッカー選手になりたいと言うよりなる。
世界一になるには　世界一練習しないとダメだ。だから　今　ぼくはガンバっている。
今はヘタだけれどガンバって　必ず世界一になる。』

また、2017年現在もメジャーリーグで活躍しているイチロー選手は、

『僕の夢は一流のプロ野球選手になることです。

そのためには中学、高校と全国大会に出て活躍しなければなりません。活躍できるようになるためには練習が必要です。僕は三歳の時から練習を始めています。三歳から七歳までは半年くらいやっていましたが、三年生の時から今までは三百六十五日中三百六十日は激しい練習をやっています。

だから、一週間中で友達と遊べる時間は、五、六時間です。そんなに練習をやっているのだから、必ずプロ野球の選手になれると思います。』


と小学生のときに書いています。

2人のようにビジョンを明確にもっている人だけが、日々のつらい練習、単純な練習も継続することができるのです。

いわゆる「天才」と呼ばれる人たちは、持って生まれた「才能」に恵まれているだけではないと私は考えます。

本当の意味の天才とは、ビジョンを明確に思い描くことができ、そして**そのビジョンを**

最短距離で達成するために努力を続けられる人だということです。

私たちも「なかなか行動を開始できない」「なかなか行動を続けられない」のであれば、その先にあるビジョンを明確に思い描くことが必要です。そうすれば、進みたい方向へ自然に行動が引き起こされるようになります。

私たちはときとして、悩み、迷うことがあるでしょう。それは、人生には無限の可能性があり、私たちはどこに進んでもいいということの裏返しです。だから、迷うのです。

そんなときも、自分のビジョンを明確にもっておけば、それが暗い洞窟《どうくつ》に差し込む光のような役割となり、あなたの進むべき道を照らしてくれます。

021. ビジョンはこうして思い描く

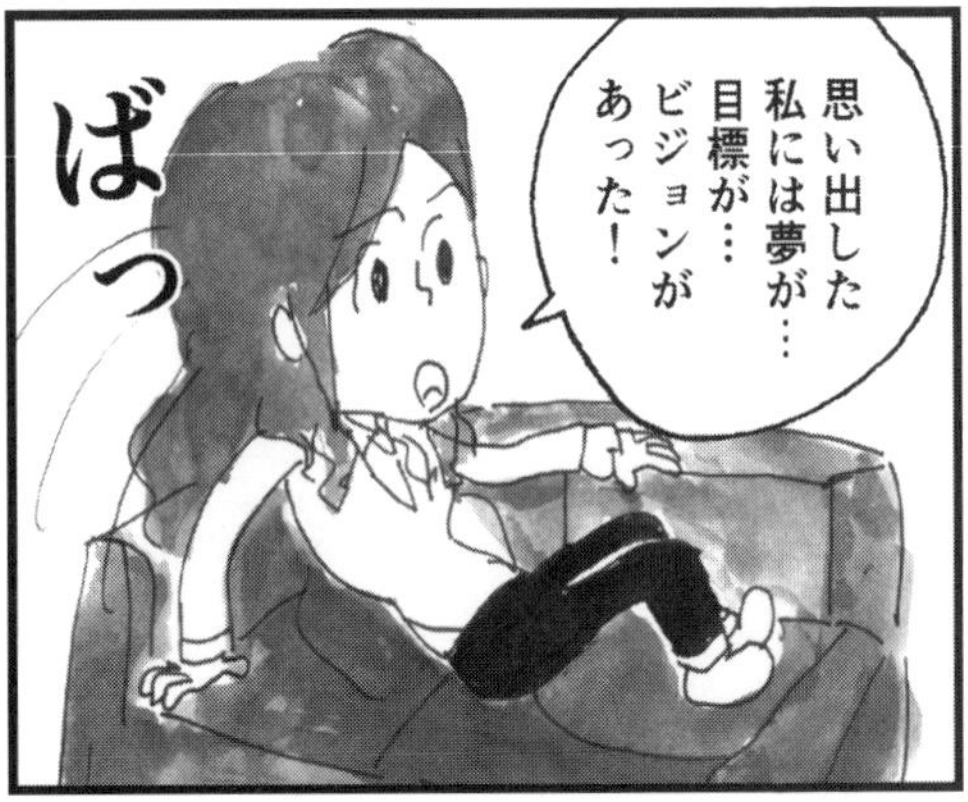
ばっ
思い出した私には夢が…目標が…ビジョンがあった！

私たちが行動を起こすためには、「ビジョン」が必要ですが、そのビジョンを具体的な行動につなげるものにするには、次の４つを意識するといいでしょう。

1 具体的か？

ビジョンは具体的であることが重要です。「社長になりたい」「お金持ちになりたい」というのではあまりにも漠然としています。それよりも「40歳までに起業する」「毎年１０

0万円貯める」など数字で表現してみると、ゴールまでの道がはっきり見えてきて、そこに到《いた》るまでにするべきことがより明確に見えてきます。

2　主体的か？

ビジョンは絶対に「自分」が主人公である必要があります。たとえば、「モテるためにダイエットをする」というのは、主体が「自分」ではなく「他人」です。ダイエットに成功しても、他人が自分をどう評価するかはコントロールできないことで、あなたの努力ではどうにもなりません。

「ダイエットをして魅力的な自分でいたい」というのであれば、「自分」が主体なので、行動して達成可能となる良いビジョンとなります。

3　肯定的か？

ビジョンは肯定的なほうがいいでしょう。「ダイエットのために食べない」「貯金のために使わない」という否定的なビジョンを掲げると、まず、中年太りした自分や、浪費している自分を思い浮かべてからそれを打ち消すイメージが無意識に刷り込まれます。

これでは最終的にどんな自分になりたいかというイメージがおぼろげになり、ビジョン達成が難しくなりますので、必ず肯定的な文章でビジョンを考えましょう。

4　調和的か？

ビジョンを達成したときに、まわりにどのような影響を与えるかを考えることも必要です。まわりの人が祝福してくれる顔が想像できれば、良いビジョンです。

あたりまえですが、恋人が欲しいからといって不倫をしたり、お金が欲しいからといって誰かを騙《だま》したりすることのないようなビジョンを掲げてください。

誰かを悲しませるようなビジョンではなく、みんなが幸せになるようなビジョンを思い描けるといいですよね。

022.
錦織圭が語る「未来を変える」効果的な方法

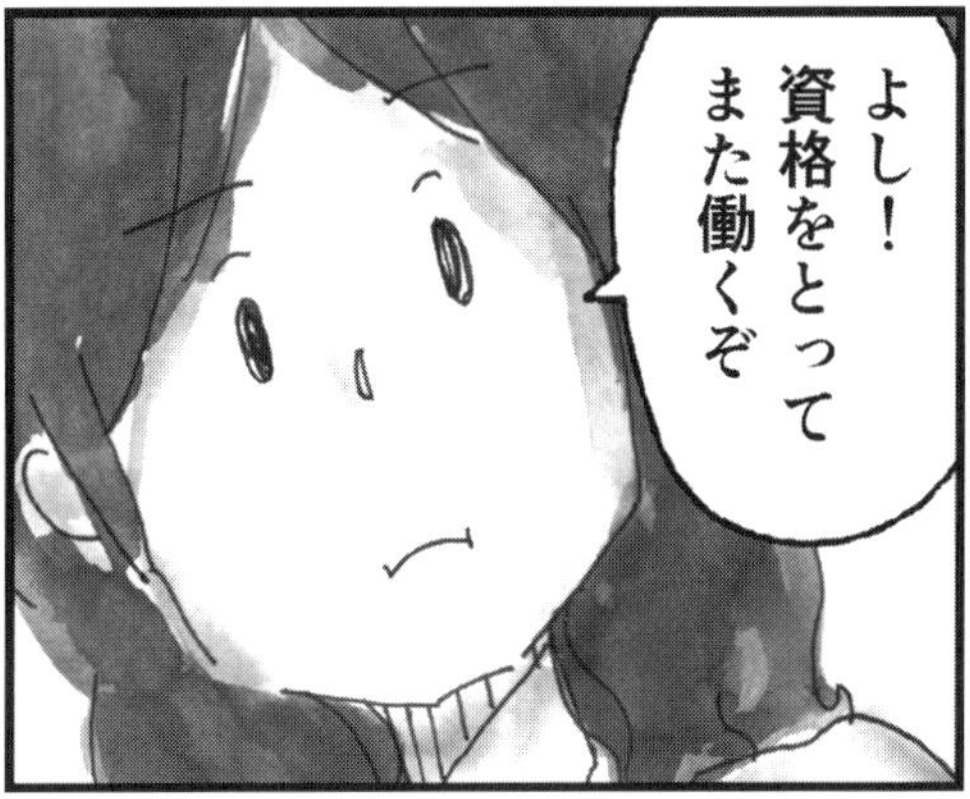

日本人選手で初めて男子テニスの世界ランクトップ10の壁を突破し、飛躍を続けるプロテニスプレイヤーの錦織圭《にしこりけい》選手。超一流へと駆け上がろうとする錦織選手のインタビューでの発言からは、私たちでも実践できる目標達成への真摯《しんし》な態度を学ぶことができます。

1　できる理由を増やす

「確かにここから敵がどんどん強くなってくるので、自分のこの集中力というのもより大事になってくると思います。勝てると思い込むことがこれからもっと重要になると思います。」（2014年全米オープン準々決勝・ワウリンカ戦後のインタビューより）

私たちの脳力《のうぢから》は、良い方向に「思い込む」ことで、どんどんパワーアップしていきます。逆に、否定的な言葉を口にしたりすると、脳力は落ちていきます。

否定的な言葉が潜在意識に入り込むことで、記憶力や状況判断能力が本当に低下してしまうことが明らかになっています。たとえば、仕事が忙しいからといって、「あ〜、疲れた」「もう嫌だな」と愚痴るのはやめたほうが賢明です。

できない理由を探すのではなく、ただひたすら、できる理由を増やしていくこと。「できるんだ！」と思い込むことで、脳力はぐんぐんアップしていきます。

2　自分を信じる

「そうですね、自信もついてきていますし、しっかり強い選手も倒していいテニスができているので、このまま調子を落とさずにやれれば絶対にいけると思います。」（同準決勝・ジョコビッチ戦後のインタビューより）

失敗のリスクを避けるのではなく、成功する可能性にかける。私たち人間は、自分が想像する以上に大きなことを成し遂げる力をもっているのです。心のなかにある恐怖心や不安感と向き合い、自分自身を心から信じること。この前向きな感情こそ、脳力アップに欠かせないものなのです。

人生において、いろいろな困難や不安が頭をよぎることもあるでしょう。ときにはラクな人生を送りたいと思うかもしれません。ですが、私たちの身に降りかかる試練は、自分自身を知るための大きなチャンスでもあるのです。乗り越えられない試練は絶対にありません。チャレンジし続ける人生を送ることこそ、脳力アップのカギになると私は考えます。

3 悔しさを糧にする

「来年、またこの場に戻ってきます。そして必ず優勝します。」（同決勝・チリッチ戦後のインタビューより）

決勝でマリン・チリッチ選手に敗れ、グランドスラム初優勝を逃した直後、錦織選手は次の目標を口にしました。これはできそうに見えて、意外とできないことです。

敗戦を噛《か》みしめるとともに、相手がだれでも勝ちたい、その勝利への渇望《かつぼう》が強ければ強いほど推進力を生みます。たしかにチャレンジをせずに逃げていれば、思い描いた夢が破れずに済みますが、何も手に入れることはできません。結果はどうであろうとも、チャレンジをすることが私たちの脳を発達させる唯一の方法なのです。

023.
新年の抱負は3つのことに気をつける

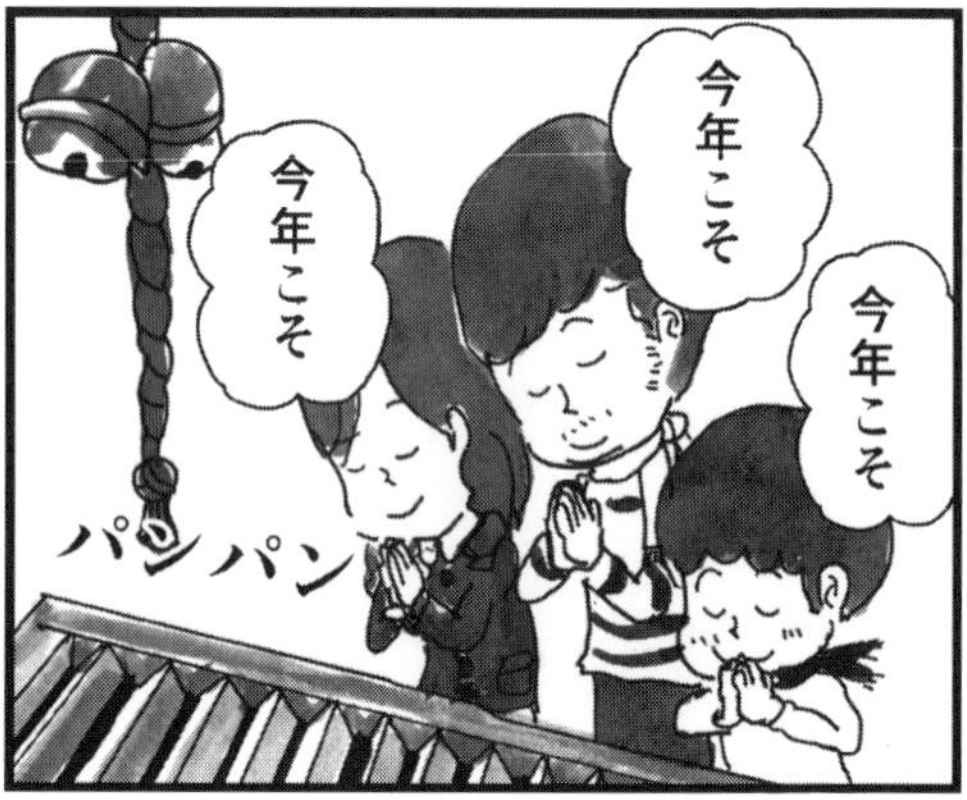

新年に「今年こそは！」という思いで、抱負を立てる人は多いと思います。その抱負を達成できた人もいるでしょうが、達成できずに1年が終わってしまったり、そもそも新年に立てた抱負を忘れてしまった人もたくさんいるのではないでしょうか。

なぜ、新年に立てた抱負を叶えるのがむずかしいのかというと、多くは抱負の設定の仕方が間違っていることがほとんどなのです。そこで、新年の抱負を正しく立てるコツをお教えしましょう。

私たちの抱負が叶わない一番の原因は、抱負があまりにも漠然としすぎて、叶ったのか叶わなかったのか、具体的にわからないからです。

たとえば、「仕事を一生懸命する」という抱負では漠然としすぎていて、1年経ったときに抱負が達成できたかどうかわかりません。ですから、なるべく具体的な抱負にすることが大切なのです。

みなさんにとって、「仕事を一生懸命する」という具体的なイメージはどのようなものでしょうか？「売上を前年度比2倍にすること」なのか、「給料が月1万円上がること」なのか、「名刺を100枚以上もらい人脈を広げること」なのか、人によってそれぞれ違うはずです。

抱負はできるだけ具体的に細かく考え、達成したかどうかを五感を使って実感できるようなものにしてみましょう。そして、それを毎日イメージできれば理想的です。

また、**抱負は「否定形」で立ててはいけません。**

たとえば、ダイエットをする目的で、「食べすぎないようにする」という抱負を立ててしまうと、「食べる」という行為が無意識に脳に刷り込まれてしまい、抱負の実行がむずかしくなってしまうのです。

ですから、「ウエストのくびれを維持する」とか、「昔のズボンが穿《は》けるようになる」といった肯定的な文章で抱負を考えましょう。すると、自然とカロリーを気にしながら食事を選んだり、自動的にエレベーターを待たずに階段を選ぶようになります。

脳は基本的に省エネ志向のため、怠惰《たいだ》で自動処理を好みますから、明確な目的を無意識に刷り込ませることができれば、自然と行動が変化していくのです。

そして、私たちは抱負を達成できないときに「人のせい」にしてしまう悪いクセがあります。ですから、抱負は**自分自身でコントロールできる内容にする**べきです。

「気になる人に好きになってもらう」というのも良い抱負ではありません。もしうまくいかなかったときに、「相手が好きになってくれないのがいけない」と思ってしまい、抱負が達成できなかった責任の所在が曖昧《あいまい》になってしまいます。

そうではなく、はっきりと「私が◯◯する」という能動的な抱負にすることで、自分がやるべきことがイメージしやすくなるので、叶えやすくなるのです。まわりにどういわれようとも気持ちを強くもって、シンプルに自分がやりたいことを抱負にしましょう。

私たちの抱負は、毎日思い続けていれば必ず叶うと私は思っています。自分がイメージしやすい抱負であれば、最初はうまくいかなくても、見方を変えたり、やり方を変えたり、工夫をしていけば必ず良い結果が生まれることでしょう。

024.
自分の思考パターンをのぞきこむ

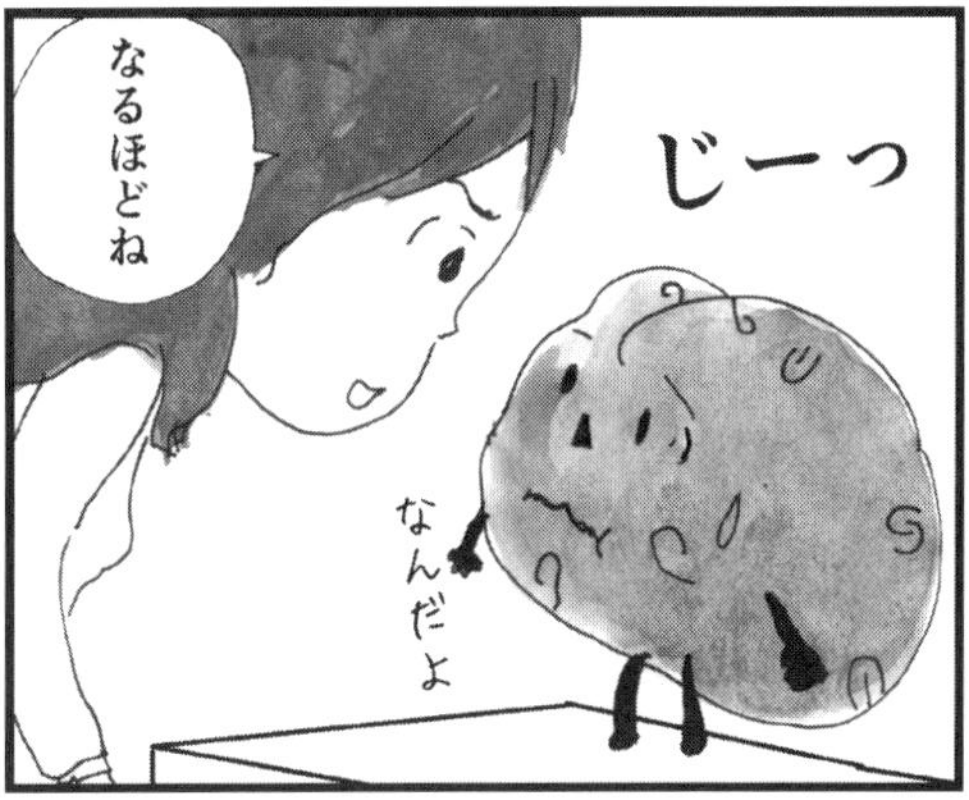

私たちは起こった出来事をそのまま見ているのではなく、経験や感情を付け加えて認識しています。そのように自動的に考えが浮かんでくることを「**自動思考**」といい、人それぞれクセがあります。

自動思考がポジティブなものであれば、うれしくなったり楽しくなったりするのですが、ネガティブなものであれば、イライラしたり悲しくなったりして、自分にとって役に立たない感情がこみ上げてくるものです。

ネガティブな思考のクセがあると、「上司に無視された」という現実に直面したとき、自動的に「やっぱり私は嫌われてる」とか「昨日のミスをまだ怒っている」などと勝手に解釈します。それだけではなく、そのようなネガティブな思考、行動、反応に気づくと、「どうしてポジティブになれないんだろう」と自分をまた責めてしまう、という悪循環に陥ります。

この自動思考やそれにともなう気分・感情は、自然に出てくるクセなのですぐに変えることはできません。そこでまずは、自分の中をのぞきこむこと。**出来事に対して自動的に起きる反応をじっと見つめて、「あ、自分はこういうふうに考えた」ということを受け止めてみましょう。**

自分の気持ちに気づいて、それを観察する。このような自分を客観視することを「メタ認知」といい、脳の内側前頭前野《ないそくぜんとうぜんや》が働いている状態です。

苦手意識や失敗への恐れ、不安は一見、自分を邪魔する感情のように思われます。でも一概に、ネガティブな感情はないほうがいいとはいえません。**すべての感情は自分を守るために起きている。**すべての感情には肯定的な意図があるのです。

ですから、自分の中で起こっていることをまず受け止めること。そのうえで、それが、そのときの自分にとって都合がいい反応なら無理やり変えようとしなくていいし、自分にとって好ましくない反応だと納得できたら、新しいものに「手動で」変えればいいのです。

つまり、「自分で選べる」ようになることが大切なのです。

「これをやりたい！」「できたらいいな」と思っても、頭のなかに「無理、絶対無理」という言葉が浮かんでしまい、とたんに動けなくなるのであれば、自分がどっぷりはまりこんでいる自動思考を観察してみてください。

そうすることで、自分がなぜ「そうしたい」と思うようになったのかも、なぜ「動きたくない」と思ってしまうのかも、よりはっきり見えてくるはずです。

そうやって心の奥底にあるものを感じたうえで、「不安だけど、今までと違う体験をしたい」「一歩はみ出してみたい」「ワクワクやドキドキを求めたい」と納得できたら、きっと動きたいという感情が自発的に大きくなっていくようになります。

025.
大きな目標だけでは自分を動かせない

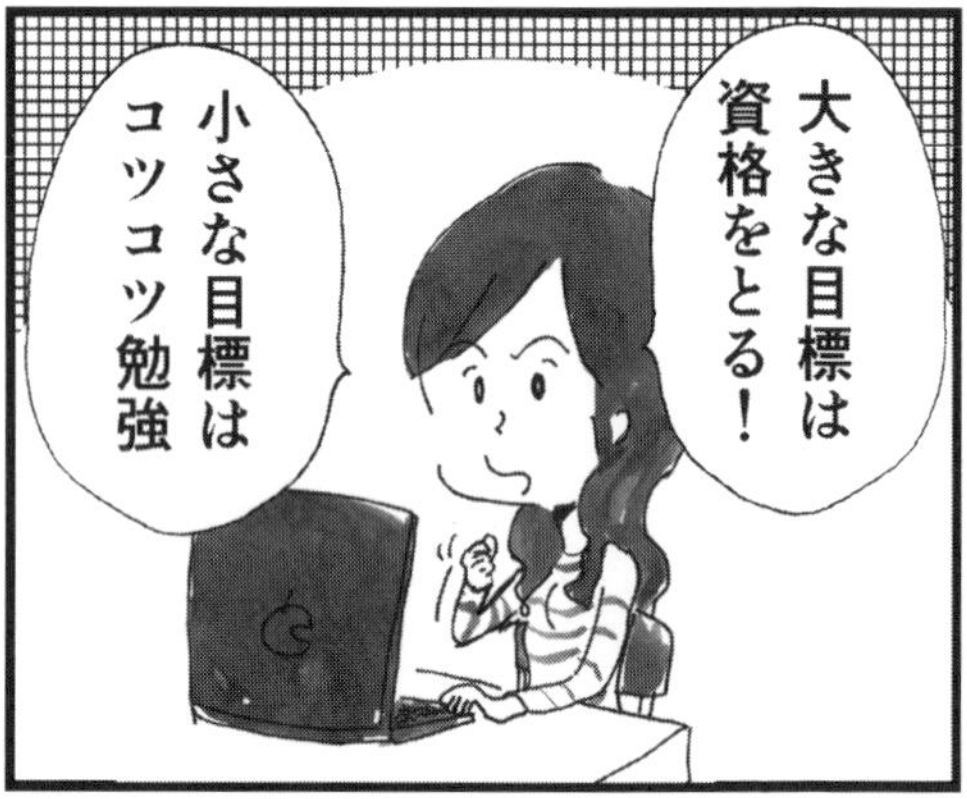
大きな目標は資格をとる！
小さな目標はコツコツ勉強

目標を立てたのに達成できなかったとき、まわりの人たちが「目標が高すぎたんじゃないの⁉」と、親切なようで親切ではないアドバイスをしてくれることがあります。

その一方で、「夢は大きく！」とはっぱをかけられることもありますよね。はたしてどちらが正しいのでしょうか。

大きな目標は私たちが歩むべき道筋を照らしてくれる灯台のようなものです。

「将来はこんな自分になっていたい。自分はそれができるはずだ」と自分の可能性を信じて人生を生きていけるのは素晴らしいことです。

でも、大きな目標というのは、なかなかすぐには達成の喜びにひたることができないものですし、目標に向かって進んでいるつもりなのに、なかなか前進していかない焦《あせ》りを感じたり、心がくじけてあきらめようという思いが浮かんでしまうこともあるでしょう。

ですから、目指す理想の自分に近づいていく、そのプロセスを楽しみながら進んでいくためには、小さな目標を細かく設定していくことが必要なのです。

ただし、気をつけなければいけないのは、簡単すぎる目標ではやる気アップにはつながらないということです。

少しがんばれば達成できるくらいの小さな目標を細かく設定し、その積み重ねによって大きな目標を成し遂げていくことがモチベーションの維持につながります。

たとえば、甲子園出場を目指す弱小チームは、部室に「甲子園出場」という目標を貼るだけではなく、具体的に「素振り100回」「ランニング10km」など、ちょっとがんばれば達成できる目標を日々掲示するほうが、脳にとって正しい設定のしかたなのです。

千里の道も一歩から。大きな目標を見据えて、小さな目標をくり返し達成していくことです。

026.

成功した気になってしまう

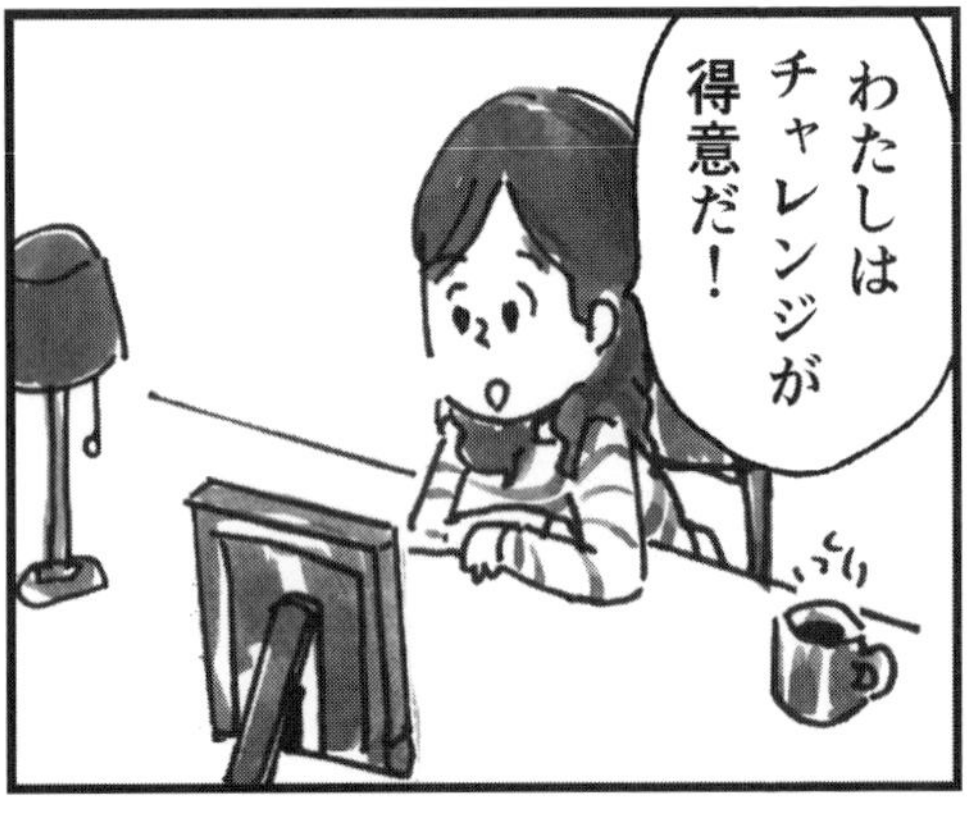

今の自分を変えてやる気や希望に満ち溢れた人生を送りたいのであれば、

「私は○○が得意だ！」

「私は○○ができた！」

「私は○○になっている！」

といったフレーズを自分に語りかけてみてください。こうした肯定的な自己宣言を「**アファメーション**」といいます。ポジティブな言葉を自分に語りかけることで、これからの行動や人生に役に立つ「変化」を引き起こすテクニックです。

私たちは知らず知らずのうちに、「自分はこういう人間だ」というラベルを自分に対して貼るということをよくやってしまいます。

「じつは私、○○が苦手で……」とか「私はマイペースでお天気屋で……」と自己紹介する人がいますが、こうした思い込みは自分へのラベリング。その思い込みに縛られてしまっていることも多いのです。

それが自分の役に立っているのであれば変える必要はありませんが、望む結果をもたらしていないなら、ラベルを貼り替えるタイミングがきているということ。そのときに、自分の最高の未来像をハッキリとした言葉で認識することが有効になります。

声をかけるルールとしては、「なりたい」という未来形ではなく、「なっている」という現在形で宣言してください。「なりたい」と宣言するということは、「今はなっていない」ということの裏返しなのでネガティブなイメージが無意識に刷り込まれてしまいます。

また、「〜しない自分になっている」などの否定形表現もNGです。

「私は成功している」と宣言するだけで、本当の成功が近づいてきます。脳のブレーキがはずれ、実際に叶う方向に向かって進み出していきますから、ぜひやってみてください。

027.
ポジティブシンキングはなぜ無意味か

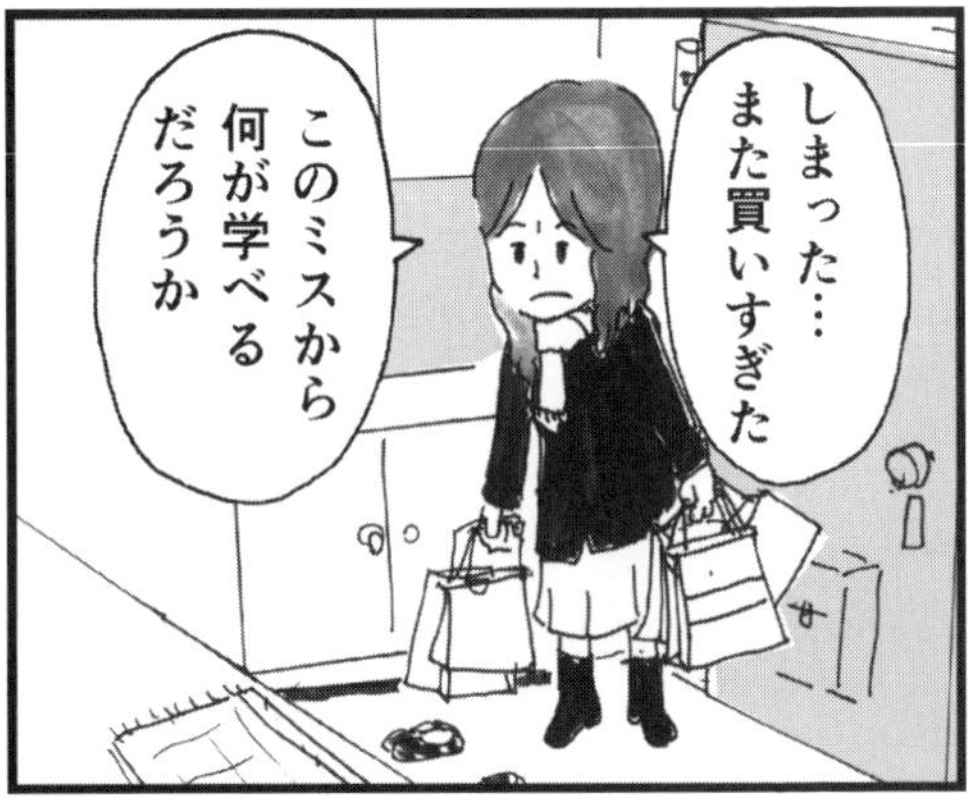
しまった…また買いすぎた
このミスから何が学べるだろうか

みなさんは、「ポジティブシンキング」という言葉の本当の意味をご存じですか？

「ポジティブシンキング」を、失敗や悩みなどに目をつぶって無理やり明るいことを考えることだと思っている人も多いようですが、それだけでは何の問題解決にもなりません。

たとえば、仕事でミスをしたときや、恋人にフラれたとき、ポジティブシンキングを勘違いしている人は、「大丈夫、次はうまくいく」とか、「運が悪かっただけだ！」などと思うだけで、それでおしまい。

その「ミスした」「フラれた」という嫌な気持ちを押し殺すのは、「**〝慰《なぐさ》め〟ポジティブシンキング**」と私は呼んでいますが、これはものすごく中途半端なものです。たんに「問題」や「現実」をゴミ箱に捨ててフタをしているだけなのですから。

確かに落ち込んだ気持ちを整理するには、このやり方は有効といえるかもしれません。でも、本当に必要なのは「気持ちの整理」なのでしょうか？

いやいや、本当に大事なのは「自分の目標を達成する」ことではないでしょうか。

起こってしまった「失敗」という事実は変わることはありませんが、それがどんな事実であっても、自分の役に立つような、違う視点でとらえることはできると思います。

仕事でミスしたことに対してグチグチ悔やんでしまうこともあるでしょう。その行為自体はネガティブシンキングととらえられますが、「**次により良い結果を出すためにこのミスから学んだことは何だろうか**」と考えることができたなら、それは自分の役に立つもの。そう考えることで、悔やんだことでもポジティブシンキングに変わるのです。

私たちの人生、うまくいくこともあれば、うまくいかないこともあります。本当に私たちに必要なのは、自分の気持ちを慰めることではなく、「事実」が目にしみようともしっかりと現実をとらえ、だれもが必ずもっている、ちょっとした「勇気」を心の奥から外に引っぱり出し、自らの足で明確な目標へ向かって歩みを進めていくことだと私は考えます。

028.
肥満気味の人は知らず知らず自滅している

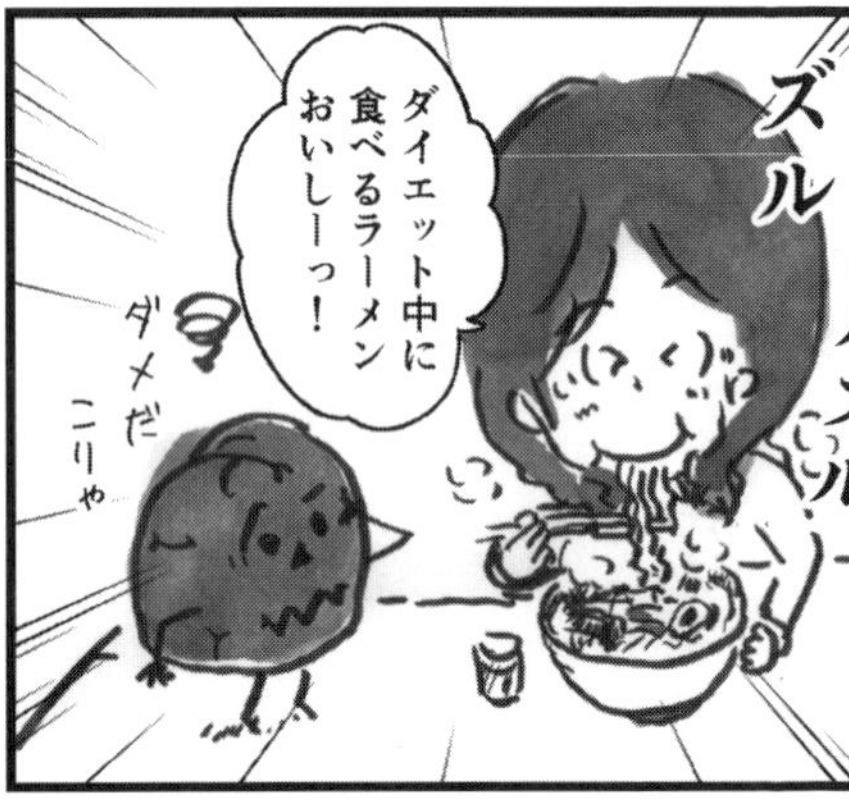
ズルズル
ズル
ダイエット中に食べるラーメンおいしーっ！
ダメだこりゃ

新年が明けて1週間も経つと、年末年始に食べすぎて、お腹がぽっこり出てきたなぁと実感する人も多いのではないでしょうか。そんな人に、ちょっと怖い話をしましょう。

２０１４年11月に開催された北米神経科学学会で、オーストラリア国立大学のニコラス・チェルビン博士は、「体重が太り気味の人は海馬《かいば》が萎縮《いしゅく》しやすい」という非常に興味深い発表をおこないました。

これで短絡《たんらく》的に「肥満でボケる！」ということにはなりませんが、海馬の体積が減るというデータがある以上、今後の研究で将来的な記憶力の低下などがわかってくるかもしれません。ちょっとお腹が出てきたという人は、将来ボケないために体重管理を真剣に考えたほうがいいかもしれませんね。

そこでダイエットを成功させるために、まず頭に入れておいてほしいことがあります。

それは、あなたが「**今の体重を維持するだけ食べている**」という事実です。

体重は、「摂る」カロリーと「消費する」カロリーのバランスで決まるので、今、太りすぎということは、太りすぎた体重を維持するだけのカロリーを摂取していることにほかなりません。

多くの人は、「忙しくて運動ができない」と自己管理の甘さをごまかしたり、「出してもらったものを残すわけにはいかない」などと、いつもは気にもしていない道徳心を前面に押し出したり、「私は太りやすい体質だからしょうがない」とあきらめモードのような言い訳をしがちです。

ある日の外来診療中のこと。「私の体質は特殊で、水を飲んでも太るんです……」と、真剣に訴える人がいらっしゃいました。

ですが、水を飲んでも太ることは、絶対にありません。なぜなら、水は0キロカロリーだからです。もし本当に水を飲んで体重が増えるのであれば、それは「むくんでいる」ということであり、腎臓や心臓の病気を考えなくてはなりません。

短期間でも入院した場合、ほとんどの人たちは痩せます。病院が出す食事だけしか食べられないので、1日の摂取カロリーをオーバーすることがないからです。すなわち、ダイエットは、**「消費するカロリー」よりも「摂るカロリー」を少なくすれば、必ず成功します。**

こんな単純な理屈にもかかわらず、なぜダイエットに成功しないのか。それは、人間は〝欲深い〟生き物であると同時に、自分が食べすぎていることに気づいていないからなのです。

痩せたいという人に、「どうして太ったんだと思いますか?」という質問をすると、ほとんどの人が「運動不足」といいます。太ってしまった原因を「食べすぎ」と最初に挙げて反省する人はまずいません。

どうしても痩せない人は、何よりも「今の体重を維持するだけ食べている」という、変えられない事実を認めることから始めましょう。それが、ダイエットを成功させるたったひとつの方法なのです。

第3章

「やらない」から抜けだす

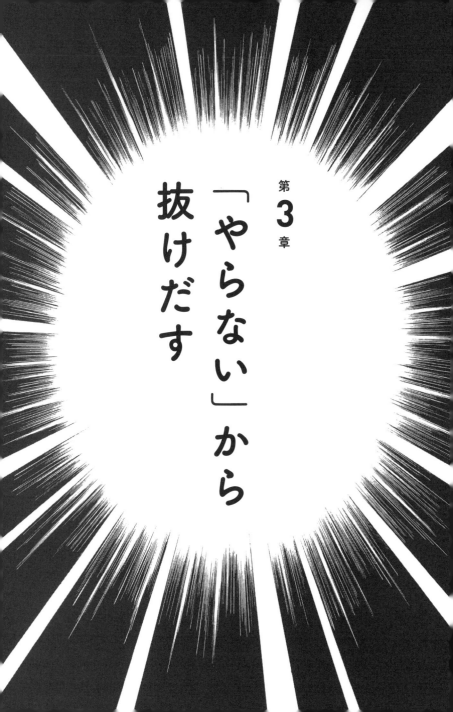

029.
とりあえず体を動かすとやる気が出る

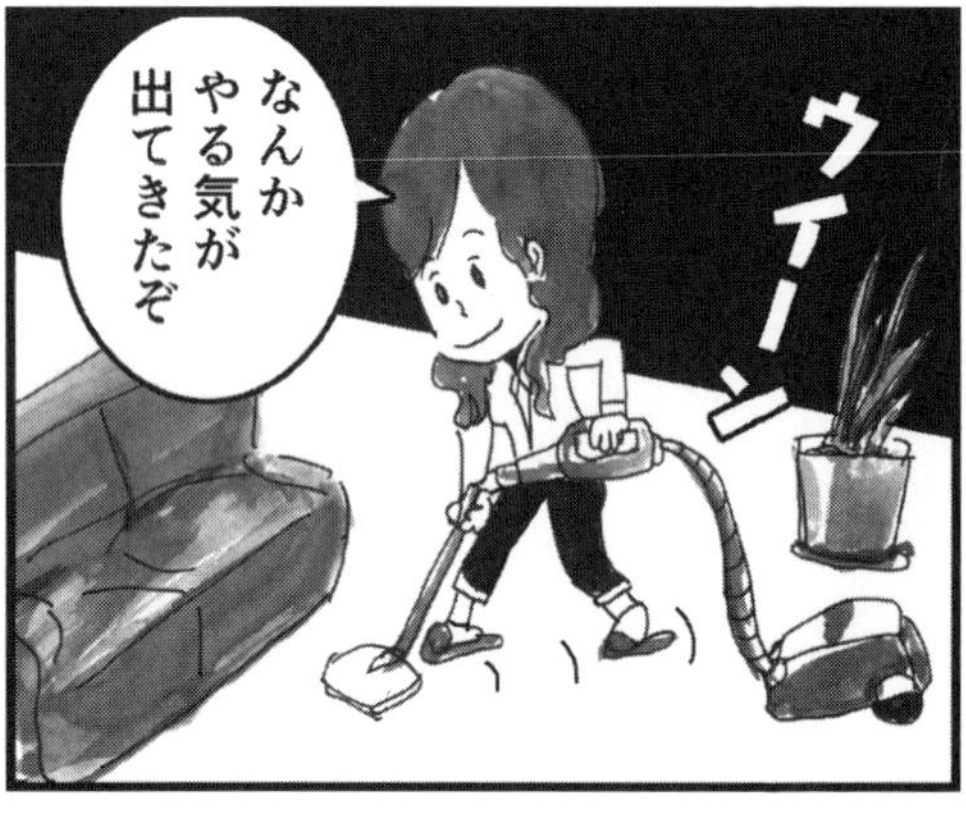

私たちの「やる気」というものは、井戸の水のように、じっとしていても溜まっていくものなのでしょうか？

いいえ、じつは違います。やる気というものは自然には溜まってこないのです。

朝、眠くて起きることができないときを思い出してください。居心地のいいベッドのなかで完全にやる気が溜まってから起き上がることはほとんどないはずです。眠くても半ば強制的に朝日が差し込んだり、目覚まし時計がけたたましく鳴り響くことで起きるのでしょう。そして、歯を磨いたり、シャワーを浴びたり、体を動かしていくとだんだんと目が覚めて一日の活動力が目覚めていきますよね。

私たちのやる気をつかさどるのは、大脳のなかの「腹側淡蒼球《ふくそくたんそうきゅう》」が「側坐核《そくざかく》」を刺激することで発生するといわれていますが、この淡蒼球は自然に活性化することはありません。活性化の引き金は、体を動かすこと。私たち人間は、**やる気が溜まってから行動するというよりも、行動しながらやる気が目覚めていく**ものなのです。

このことを19世紀後半のドイツの精神科医エミール・クレペリンが「**作業興奮**」と名付けています。部屋の掃除はなかなかやる気が起きずに後回しになることが多いですよね。でも、始めてしまうと、机の整理だけと思っていてもだんだんと止まらなくなり、部屋全体を片づけてしまうことがあるでしょう。これが作業興奮というもので、私たちは体を動かしているうちにだんだんとやる気が出てくるのです。

やる気を待っているのではなく、やる気をつくり出す。そのためには体を動かして作業を始めてしまうことがものすごく重要なのです。

レポートの提出期限が迫っているのであれば、とにかく頭に浮かんだことを思いつくままに書いてみる。休みの日でも、決められた時間にとりあえず布団から出る。そして、パジャマから着替え、寝ぐせを直す。あれこれ考える前に体を動かしましょう。やる気は待っていてもやってきませんが、自分から迎えにいけばすぐにやってきてくれるのです。

030.
気持ちよくなれることを頭に浮かべる

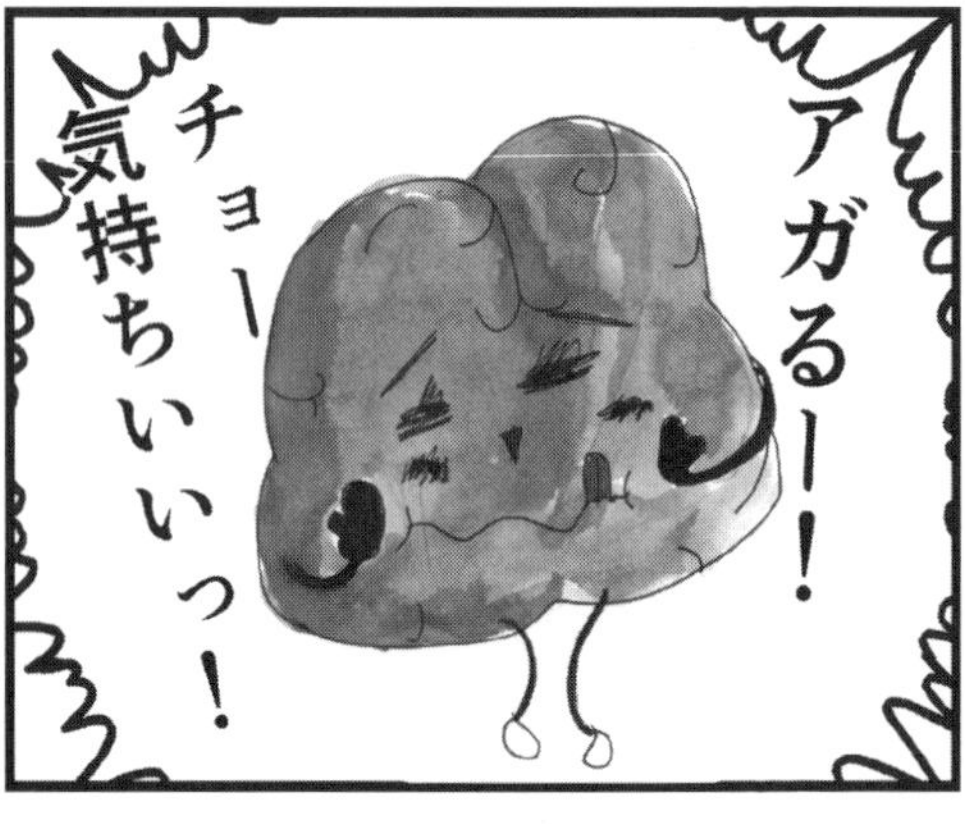

私たちの「やる気」は待っていれば出るのではなく、体を動かしていると出てくるもの。

とはいっても、体を動かすのはなかなかハードルが高いですよね。

どうしても体が動かないときは、楽しかった経験や成功した経験を、頭に思い描くだけでも効果があります。

頭で考えるだけでも、あんがい、すんなりやる気が出てくるのです。

ただし、**できるだけ臨場感をもって、そのときの経験を思い出す**こと。楽しい思い出の

「妄想力」を利用してみましょう。

たとえば、勇気をもって彼女に告白したときのことや、精一杯がんばったスポーツ大会での活躍など、自分が輝いていたときのことをありありと思い出し、満面の笑みを浮かべてみるのです。

自分にはそんなに大それた経験はないという人もいるでしょう。でも、親や上司に褒められたこと、友だちと一緒になって遅くまで遊んだ日のこと、ちょっと背伸びをして冒険した経験などなんでもいいのです。

自分の気持ちがいい意味で高揚《こうよう》する出来事を頭に思い描いてください。

うれしかった、楽しかった、その思いを脳のすみずみまで行き渡らせていくイメージで感じてください。

自分の心に響くような経験を思い出して高揚感を再び感じると、私たちに快楽を与えてくれる「ドーパミン」という物質が脳へ溢れ出すので、モチベーションが高まってきます。

目標に向かうエネルギーがしだいに強くなっていることが実感できるのです。

031.
同時進行しなければ効率があがる

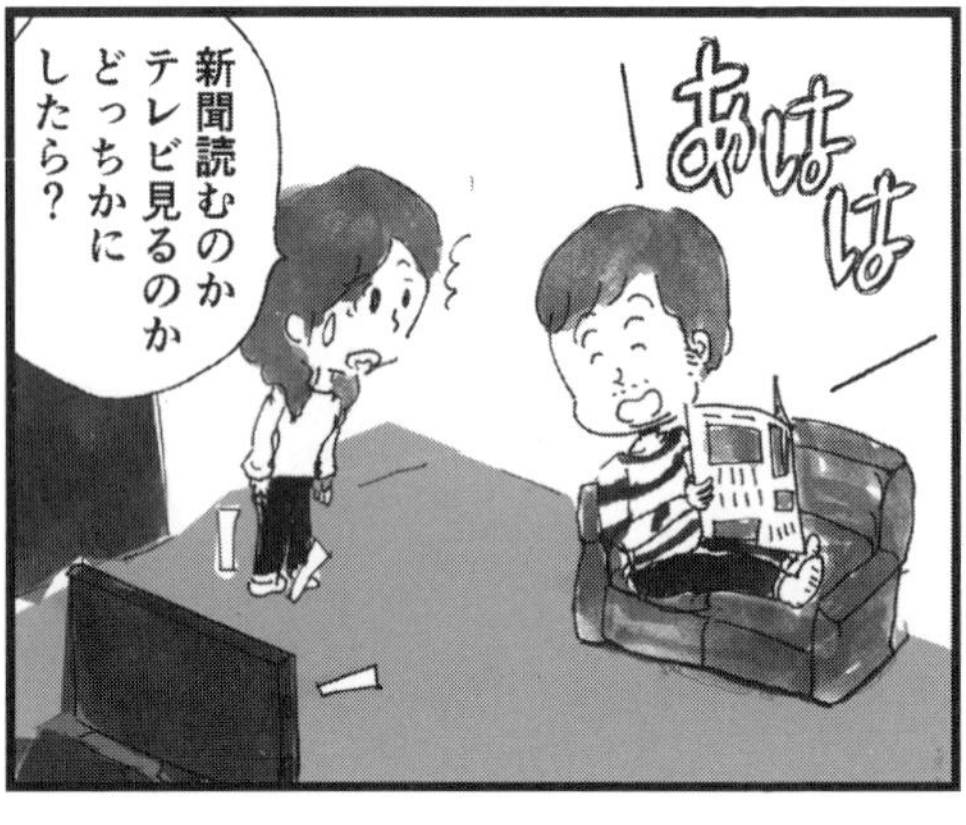
あははは
新聞読むのかテレビ見るのかどっちかにしたら？

私たちの脳は、コンピュータに負けないすばらしい能力を秘めていますが、同時に複数のことを処理することはできません。

電話をかけながら料理や掃除をしたり、メールの返信をしながら資料作成をしたりと、さまざまな作業を並行しておこなっていると思うかもしれませんが、**これらは、並行して脳がさまざまな処理をおこなっているのではなく、高速で作業を切り替えているだけにすぎません。**

複数の作業を同時におこなうことをマルチタスクといいますが、マイクロソフトの基礎研究機関・マイクロソフトリサーチが検証した結果、「マルチタスクによって集中力は40％下がる。これは徹夜明けのときとほぼ同じ集中力である」ことがわかりました。

また、京都大学こころの未来研究センターの船橋新太郎《ふなはししんたろう》名誉教授と情報通信研究機構研究員の渡邉慶《わたなべけい》先生は、2つのことを同時にすると、どちらも中途半端になり、エラーの増加や反応時間の延長が生じるしくみ（二重課題干渉）を、サルを用いた前頭連合野《ぜんとうれんごうや》の神経活動記録による研究で明らかにしています。

つまり私たちは、**あちこちに注意を向けると、それらが干渉しあって効率が落ちる**ということです。

2016年に日本自動車連盟（JAF）は運転中の携帯電話、スマートフォン利用の危険性について、ユーザーテストをおこなっています。その結果、

●文字や画面を見ることに集中してしまい、急な飛び出しなどに反応できず衝突する危険性が高い。

●「ながらスマホ」では視線が前方の狭い範囲に集中し、信号や一時停止を見落とすことが多くなる。

●ブレーキや発進のタイミング、ウインカー操作の遅れなどの運転操作に影響を及ぼす。
●死角にいる他の車を認知するために一瞬の目視確認は必要であるが、それを正しくおこなえない。

この事例からわかるように、慣れていない作業をするときに複数のことを同時にすると、効率が悪いばかりか予想外のミスを引き起こしやすくなるので要注意です。

さらに、**マルチタスクが長年の習慣になっている人は、脳の記憶をつかさどる部分にダメージを与える可能性があるストレスホルモンの「コルチゾール」の値が高くなる**ことがわかっています。

また、イギリスの科学誌『ネイチャー』に掲載された研究で、イギリスで1万1430人を対象に6週間にわたってオンラインで調査をおこなった結果によると、脳の領域のうち計画、分析、優先順位付けといった実行機能をつかさどる前頭前皮質《ぜんとうぜんひしつ》と、新しいことを学ぶ海馬《かいば》の2つがマルチタスクによるストレスでもっともダメージを受ける、と警鐘を鳴らしています。

やらなければいけない仕事が山積みでも、私たちの脳は1つの作業にしか集中できないということを忘れずに、別々におこなうほうがいいでしょう。

その際、次のことに注意してみることをおすすめします。

1　集中力を低下させる外的刺激を減らす。

仕事のメールは、メールが来るたびに返信するのではなく、一度にまとめて対応すると、今やるべきタスクに集中できるようになります。

2　その日に最優先すべきタスクを決めて、まずそれを必ず遂行する。

いちいち「次に何しよう?」と迷わないように、きちんとシングルタスクを前提とした予定を立てるようにしましょう。また、自分が取りかかっている仕事をそっちのけで新しい仕事を始めないように決めておくのも有効です。

032.

一度にやるより分けたほうがはるかにいい

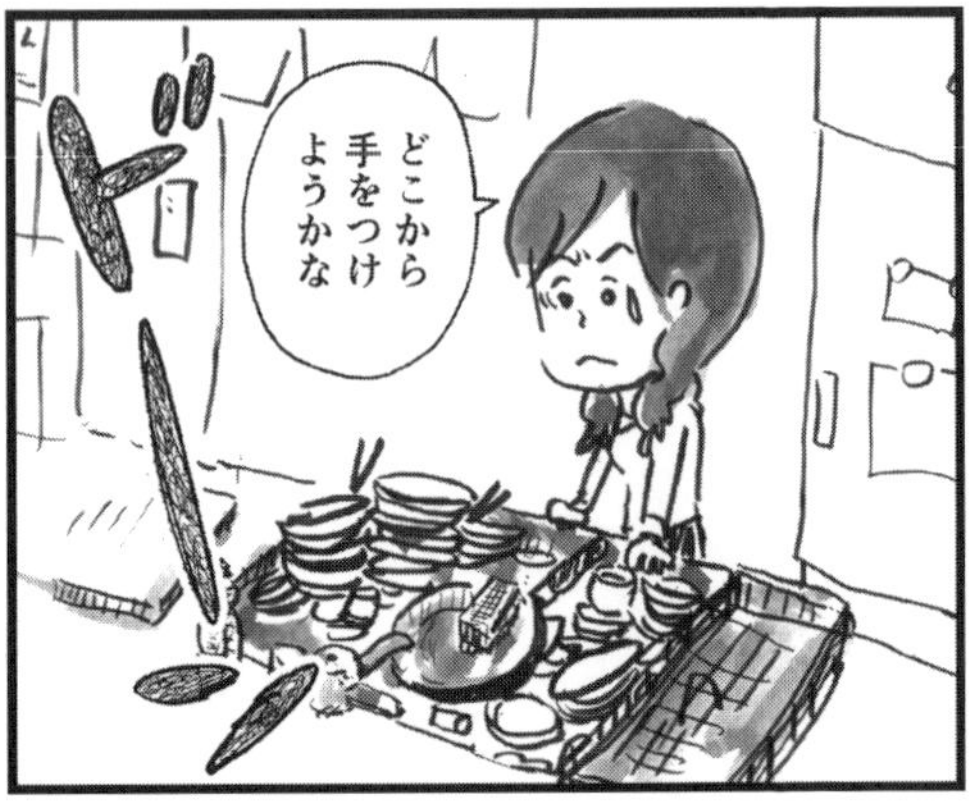

私たちの生活に欠かすことのできない電子メールですが、パソコンでやり取りしていたときに比べて、携帯やスマホでやり取りをするようになってからチェックする回数が増えたと思いませんか?

それは、パソコンを立ち上げてメールをチェックするよりも、携帯やスマホでチェックするほうがアクション数が少なく行動を起こしやすいからです。LINEなどのメッセンジャーアプリはスタンプを押すだけで会話が成り立つようになっているので、さらに行動するまでのアクションが低くなっています。

私たちは、目的を達成するまでのアクション数が多ければ多いほど、「めんどくさい」と感じてしまい、行動を素早く起こすことができなくなってしまいます。たとえば、お菓子を個別包装にすると、消費するまでの期間が延びるそうです。大袋に入っているお菓子よりも、袋を開けるアクションが増えるために消費が抑えられるといわれています。

したがって、**一度にこなすタスクは細分化したほうがスピード感をもって取り組むことができる**といえます。

たとえば、分厚い問題集を前に呆然《ぼうぜん》としているときや、たくさんの仕事を抱えて残業しているときこそ、「やらなければならないことが膨大《ぼうだい》にある」と考えるのではなく、「今日やるのは、これだけ」と定量化してみましょう。どんなに大きな問題でも「一口大」、つまりポイッと口に入れて、無理なく食べられる大きさに切り分ければ、一つひとつのタスクに集中力とスピード感をもって取り組むことができるようになります。

また、アクション数が少ないと行動しやすくなるという習性を逆手にとり、**「めんどくさい」と思う状況に自分を追い込んでしまう**のもおすすめです。

たとえば、ダイエットをしたいと思っていても間食をしてしまう人は、食後すぐに歯を磨いてしまうのが効果的。「歯を磨いたから食べるのをやめよう」という心理的効果により節制することができるというわけです。

033. 25分おきに5分休むほうが能率的

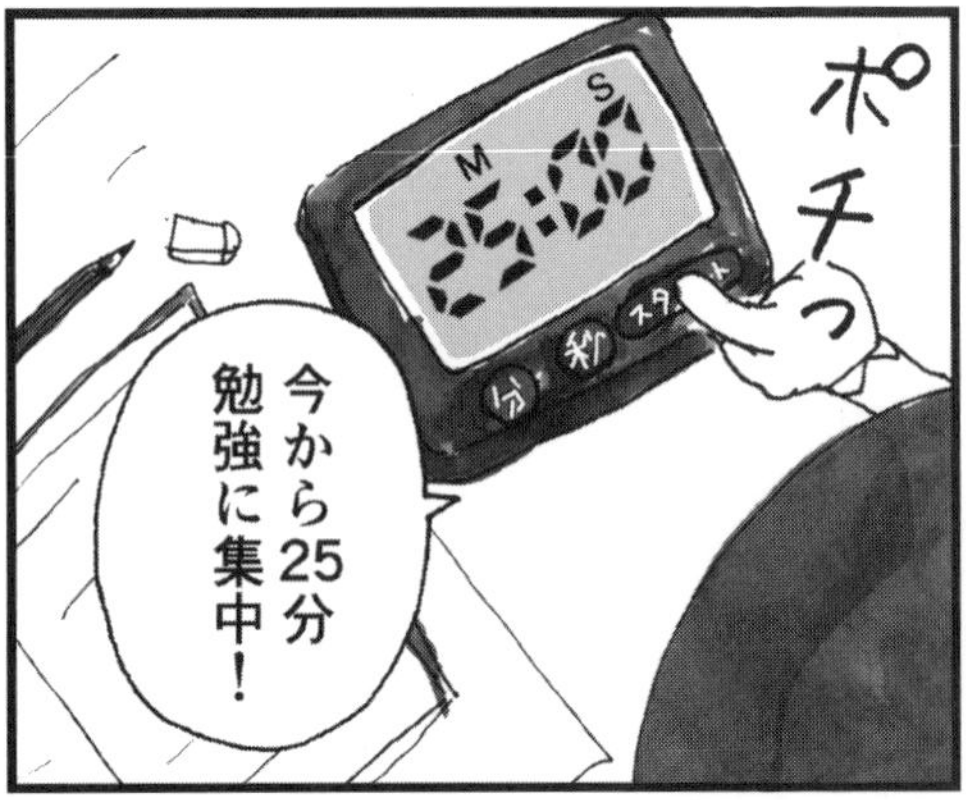

じつは、もともと私たち人間は、集中力を高めることが苦手な生き物なのです。
なぜかというと、目の前のことだけに何時間も集中できてしまうと、まわりの環境変化についていけず、重大な事故に巻き込まれることがあるからです。
たとえば車の運転をしているとき。じっと前の車ばかり見続けるのは危ないことですよね。バックミラーを見たり、サイドミラーを見たり、スピードメーターを見たりと、さまざまなところに意識を分散させることによって安全に運転できます。

こうした理由で、私たちの脳の特性として集中力は長く続かないものなのです。

さて、集中力は無尽蔵に出てくるものではなく、限りある資源であるという認識のもと、生産性をあげる方法として「**ポモドーロテクニック**」というものがあります。

これは、1990年代初頭にイタリアの起業家で作家のフランチェスコ・シリロ氏によって開発されたテクニックです。「ポモドーロ」とはイタリア語で「トマト」のことで、これはシリロ氏が学生時代に愛用していたトマト型のキッチンタイマーが由来とのこと。

このテクニックは、**作業25分↓休憩5分↓作業25分↓休憩5分↓作業25分↓休憩5分↓作業25分↓休憩5分と、2時間を4サイクルに分ける**というもので、作業時間を短く区切り、脳が「疲れた！」と思う前に背伸びをする、ストレッチをするなど休息をとるのがポイントです。

困難なタスクを短い作業で終わるタスクに分割するのは、新しいことを覚えるのにとくに有効といえます。長時間詰め込もうとすると、脳が学習することに強い拒否感を示してしまうため逆効果です。

034.
最悪の結果を予測すると手をつけられる

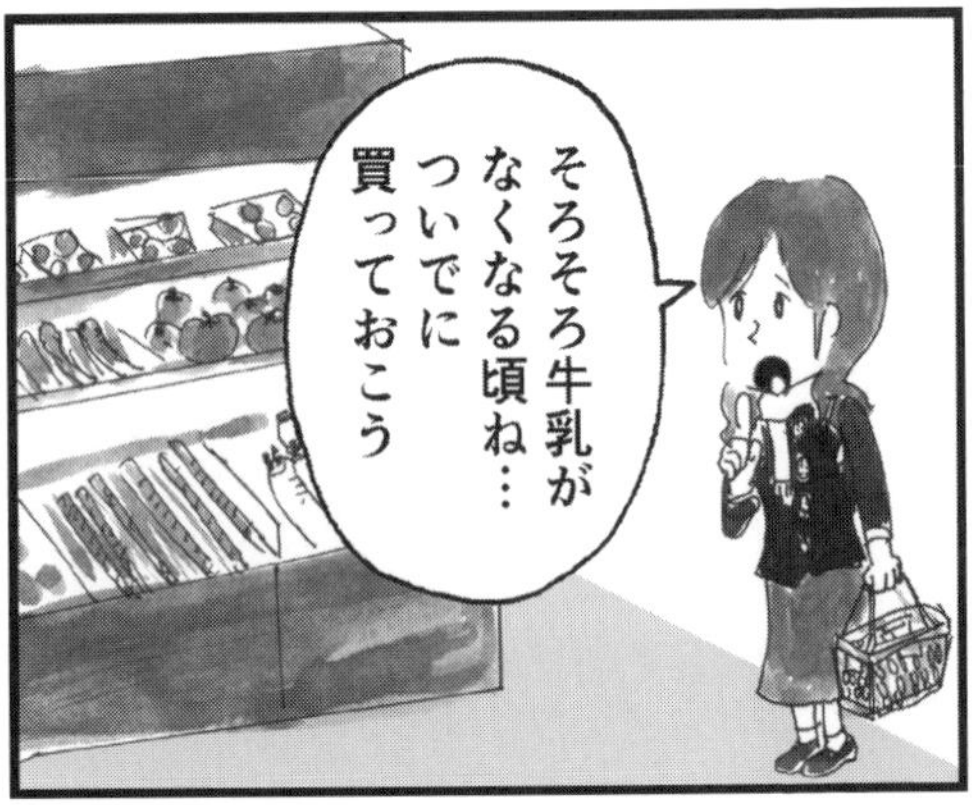
そろそろ牛乳がなくなる頃ね…ついでに買っておこう

私たちが成長するためには、過去の行動を反省し、現状を修正していくことが大切なのは周知の事実です。

たとえば、運動不足を解消するために筋トレを始めたとします。初心者であればあるほど最初のころはがむしゃらにやりすぎて、慢性的な疲労が残るなどオーバートレーニングになりがちですが、私たちはその結果をもとに適正なトレーニング量に調整していきます。

これは、いわゆる「**フィードバック**」というもので、過去の経験に基づいて行動を決める方法です。

失敗したことを反省し、次は失敗しないようにと自分に誓う。これができればいいのですが、フィードバックは変えられない過去に対する反省で、多くはネガティブな事柄のため、**私たちはフィードバックを遮断《しゃだん》してしまい、同じ失敗をくり返してしまう**ことがよくあります。

そこで、逆に未来へ視点を移し、最悪の未来をあらかじめ考えて行動を決める「**フィードフォワード**」的思考にすると、現状を変えることに対して積極的になっていかれます。

私たちが揺れる電車内でバランスよく立てるのは、揺れそのものに対応するフィードバック機構だけではなく、電車の揺れを予測しあらかじめ筋肉の動きや力の強さを予測しているフィードフォワード機構が働いているからです。

これは体の動きだけではなく、現状を変えることも同じだといえるのです。

たとえば、彼女が来ることが決まってから部屋を片づけるのではなく、彼女が来てもいいように部屋を片づけておくことを習慣づけたほうが、行動力はあがりやすいでしょう。

また、海に行くことが決まってからダイエットをするのではなく、いつ海に行って裸を見せても恥ずかしくないようにトレーニングをしておこうと思い描いてください。

貯金をしたいのであれば、最初に収入から貯金するぶんを取り分けておくことが究極のフィードフォワードですね。

035.

邪魔なものから解決していく

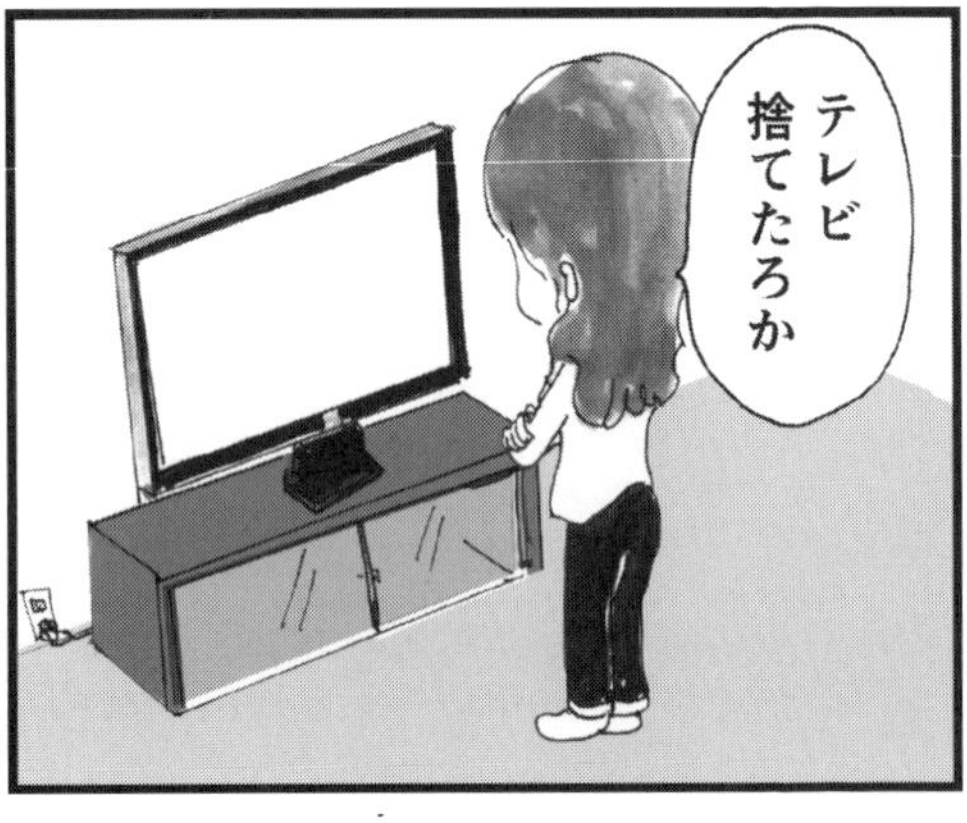

たとえば、あなたの友だちが仕事で失敗したときに、どういうふうに声をかけますか？「お前は悪くないよ！」「大丈夫、次はうまくいくよ！」と慰《なぐさ》める言葉をかけることが多いでしょう。友だちを勇気づける言葉をかけてあげたり、ショックを癒やしてあげることは、とても大事なことですよね。

でも、本当に友だちのこれからの飛躍を望むのであれば、仕事が失敗した問題点を一緒に考え、「その問題点をどう解決するか？」にフォーカスしたほうが身になります。

これは、目標達成においても同じです。「ダイエットのためにおこなうランニング」「資格取得のためにおこなう勉強」など、始めようとしてもなかなか取りかかれない行動があるなら、「疲れているから」「時間がないから」と言い訳して自分を納得させるのではなく、過食、連日の残業、浪費など、デメリットをもたらすことがわかっていながらもやめられない行動や、つい逃避的にやってしまう行動にフォーカスしましょう。

それらを**「行動しづらくする」計画を組んだほうが、「行動しやすくなる」**のです。

たとえば、ついマンガを読んでしまい、勉強がはかどらないのであれば、マンガを部屋には持ち込まない。テレビやラジオに没頭してしまうのであれば、それ自体を持ち込まず、番組表も見ないようにします。そうすることで、わざわざ運んでくるのはめんどうだという心理的抑制効果が出現し、逃避行動を減らすことができます。

さらに、気を散らさないためにも、携帯電話やスマホの電源はオフにすることが望ましいでしょう。もちろん、今やっているのがパソコン作業なら、関係のないネット情報を閲《えつ》覧《らん》したりするのもだめですよ。

036.
鏡に向かって笑顔をつくってみる

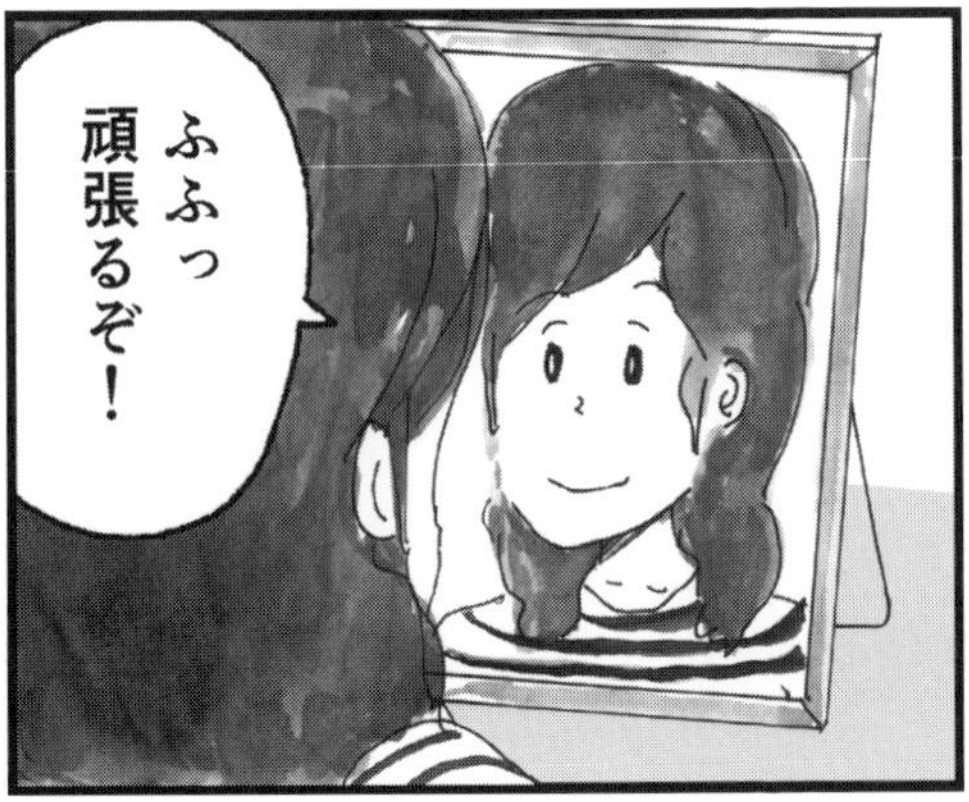

私たちのすばらしい能力のひとつとして、「笑う真似をするだけで、楽しくなる」というものがあります。

これは「**表情フィードバック仮説**」というもので、ドイツの心理学者フリッツ・ストラック氏らが実験した結果によるものです。

この実験では、マンガを、横にしたペンをくわえて口角《こうかく》を上げて読むパターンと、縦にくわえて口をすぼめて読むパターンで、面白さの体感がどれくらい違うか調べました。その結果、ペンを横にくわえて口角を上げて読んだほうが、そのマンガを面白く感じる人が多かったことがわかりました。

この実験は、口をすぼめてしょんぼりした表情で読むよりも、ニッと口角を上げて読むほうが同じ出来事を楽しく感じることができるということを示しているのです。

私たちは楽しいから笑うというよりも、笑うから楽しいと感じます。気持ちよりも体が先。体の動きが気持ちをコントロールすることになるので、これをぜひ応用してみましょう。

たとえば気乗りのしないタスクに取り組むときには、鏡の前で口角を上げて笑ってみてください。

別に面白いことなど何もなくても笑顔はつくれます。はじめのうちは無理につくった笑顔でも、私たちの脳は、口角が上がっているのを目で見ると、「**これは楽しいから口角が上がっている」と錯覚し、ドーパミンが分泌される**のです。その結果、無意識にやる気が芽生《めば》えてきます。

じつは、「いい気分になるのに理由はいらない」のです。今日からデスクの上に鏡を置いて、鏡の自分に向かって笑顔を送る習慣をつけてみましょう。

037.
意欲が湧かないときは背筋を伸ばす

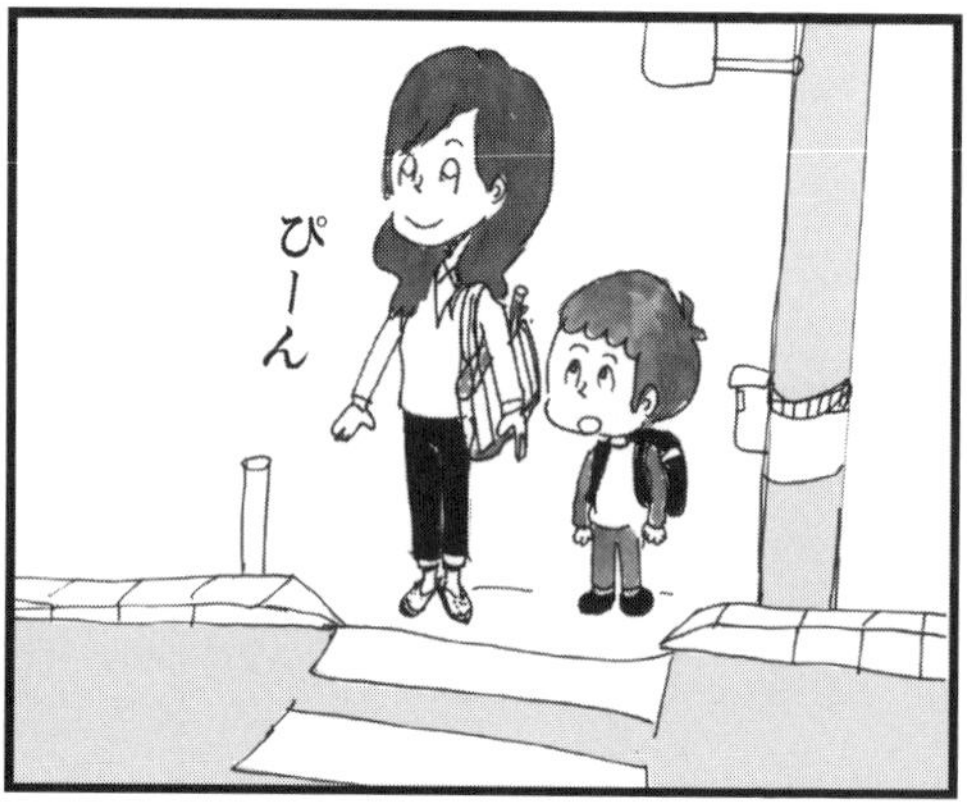

体と心はつながり、互いに影響し合っています。やる気が出ずに、自分が無力だと不安を感じているときには、体が丸く縮こまっています。人間も動物も同じような姿勢をとり、いつでもその場から逃走できるように身構えている状態です。

逆に、やる気に満ちているときは背中をぴーんと張って、手を上にあげたり顎《あご》を突き出したりしているものです。目的意識をもち、自分をまっすぐに貫いている人を、「一本筋《すじ》が通っている」といいますが、これは精神面だけの表現ではなく、そういう人は実際に姿勢がよく、視線もまっすぐで揺らぎがありません。

そこで、やる気が出ないときでも、縮こまった背中を解放するように胸を張ってみましょう。そうすることで、自然と視線は上がり、目の前の視野が広がるのでさまざまな情報が脳を刺激します。

すると無意識に必要な情報が脳へ取り込まれ、自分の望んだ場所へと導いてくれます。「なんかやる気が出ない」という人は、まず「姿勢」を意識してみてください。とくに、

1　耳の穴を肩のラインに合わせ、顎を少し引く

2　肩甲骨《けんこうこつ》を少し後ろに引く

3　骨盤は寝かさず立てる

この３つを意識して実行するだけでも、少しずつ変わっていくはずです。

うつむき加減でスマホの小さな画面を凝視している人をよく見かけますが、うつむいた姿勢では気分が落ち込みます。スマホを操作するときは、顔の正面まで上げるのが理想的です。

また、デスクワークでノートパソコンを使っている人も同様に姿勢がうつむき加減になることが多いので、ノートパソコン自体を重ねた本の上に載せて、モニターが顔の正面にくるようにしましょう。そして、別売りのＵＳＢ接続するタイプのキーボードとワイヤレスマウスを使えば、良い姿勢でパソコン作業ができるようになるはずです。

038. いいことがなくても胸を張る

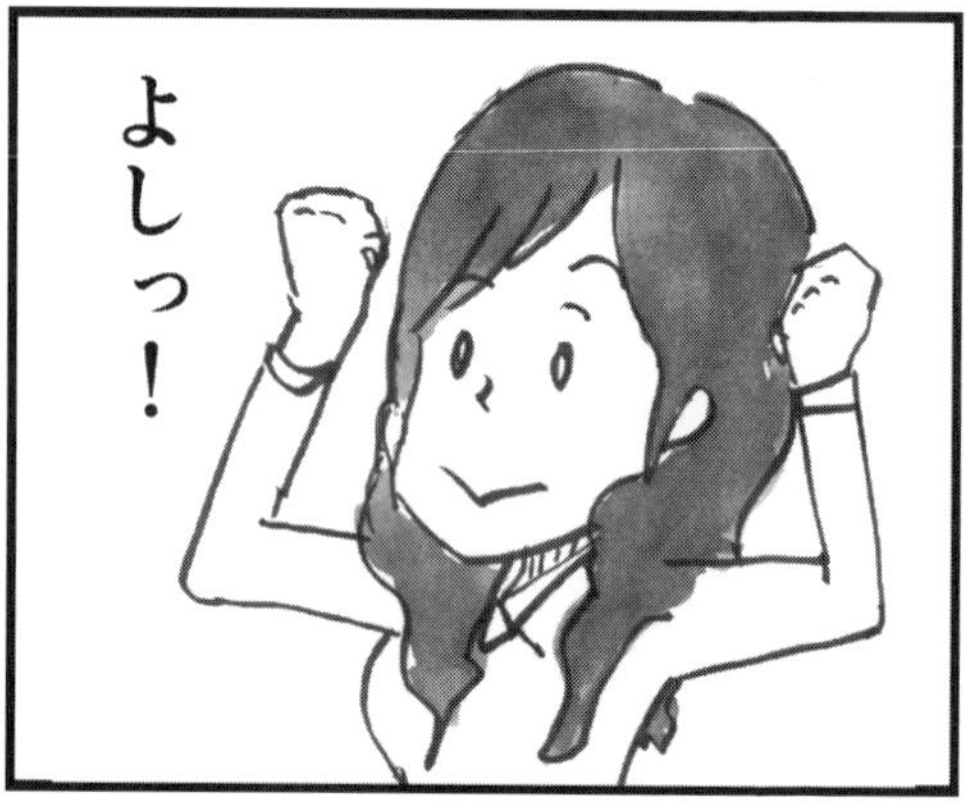

じつは、私たちの気分というものは、体のポーズにかなり影響を受けています。

スポーツ選手たちは、試合中に必ず胸を張ってプレーをしています。ゴルフ中継をテレビで見ていると、ショットとショットの合間に歩いているところが映されることがありますが、上位成績者たちは必ずといっていいほど胸を張って堂々と歩いています。それがミスショットのあとでも。

このことを研究しているのが、ハーバード大学の社会心理学者、エイミー・カディ教授。

ボディランゲージといわれる人間の体の動きが思想や感情に影響を与えることについて分析しています。

胸を張り、両手を腰に当て、両足を肩幅より大きく開き大地を踏みしめるポーズで立っているだけで、積極的になり、自信が湧《わ》いてくる。また、**力強いポーズを2分間継続すると、自信の源であるテストステロンが20%増加し、ストレスを感じるときに分泌されるホルモンであるコルチゾールは25%減少する**という実験結果を明らかにしました。

逆に、母親のお腹のなかにいるような胎児のポーズをとると、精神的ストレスを感じるといいます。

最近は仕事の多くがデスクワークのために前かがみの姿勢で作業する時間が増え、猫背の人が増えています。そうなると、肺がわずかに圧迫されて肺活量が低下するとともに、気分が落ち込んでしまいます。

気のりがしないとき、落ち込んだときは、胸を張った〝自信のポーズ〟を2分間とってみましょう。

自分の部屋でも、エレベーターのなかでも、会議の始まる前でも、探してみると、タイミングはいろいろあることに気づくと思います。そうすれば、力がみなぎってきて行動力へとつながるはずです。

039.
人間のタイプは「3つ」に分けられる

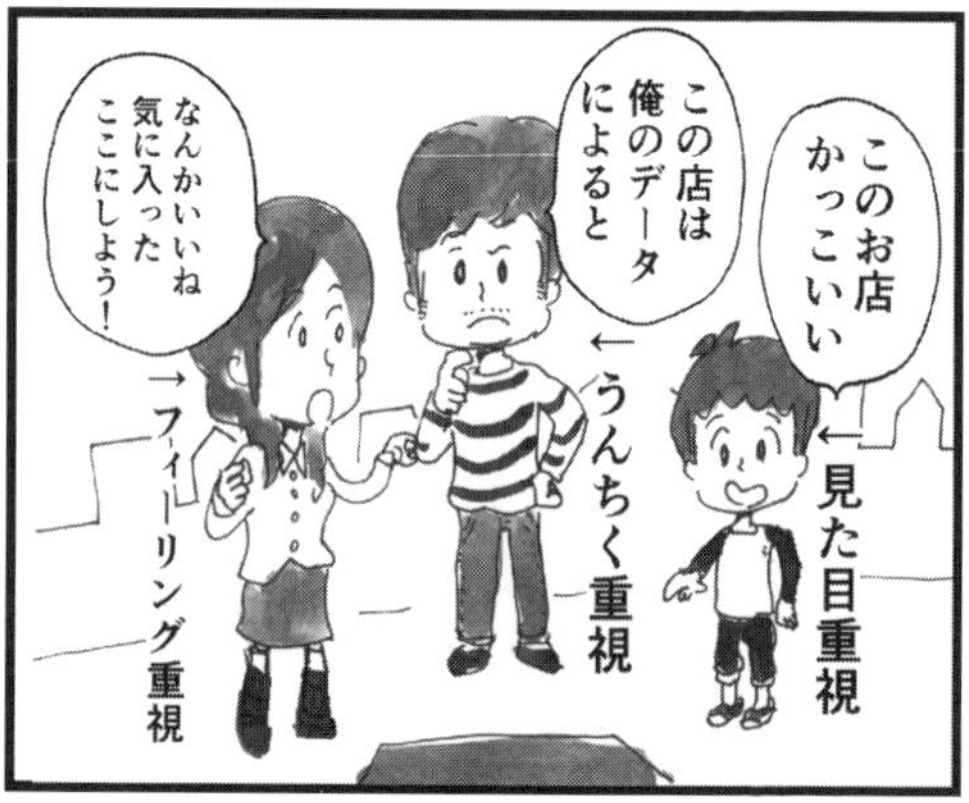

このお店かっこいい
←見た目重視
この店は俺のデータによると
←うんちく重視
なんかいいね気に入ったここにしよう!
→フィーリング重視

私たちのもつ感覚は、視覚、聴覚、身体感覚（嗅覚、触覚、味覚）の3タイプに分類できます。ただし、3種類の感覚を平等に発揮しているのではなく、人によってどれかの感覚が優位に働いていて、得手不得手があります。そのため、やる気を出すための工夫は、その3つのタイプ別に変えることをおすすめします。

その3タイプをここでは、「**視覚が優位な『見た目重視』傾向**」「**聴覚が優位な『うんちく重視』傾向**」「**身体感覚が優位な『フィーリング重視』傾向**」と分類します。

それでは、みなさんのタイプをまずは判定してみましょう。

最も当てはまる選択肢に3点、次に当てはまる選択肢に2点、やや当てはまる選択肢に1点をつけてください。

Q1 初恋の人で思い出すのは何ですか?

A ▶ 容姿
B ▶ 声質
C ▶ 匂い

Q2 素敵な先輩の真似をしたところはどこですか?

A ▶ 先輩の姿や立ち振る舞い
B ▶ 先輩の声や考え方
C ▶ 先輩の存在感や雰囲気

Q3 あなたが車を選ぶときに重視するところは?

A ▶ かっこよくスタイリッシュなところ
B ▶ 好きなメーカーが発売している
C ▶ 運転しやすいところ

Q4 あなたの一番寝やすい寝室は？

A ▶ ベッドが大きい寝室

B ▶ 静かな寝室

C ▶ アロマの匂いがする寝室

Q5 引っ越すとしたらどのような環境を重視しますか？

A ▶ ベランダからの景色がいいところ

B ▶ 閑静な住宅街にあるところ

C ▶ 風通しや採光など部屋の環境がいいところ

Q6 あなたがよく行くレストランは？

A ▶ 外観や内装がおしゃれなレストラン

B ▶ 食材にこだわり、スタッフがいろいろ説明してくれるレストラン

C ▶ とにかく美味しいレストラン

Q7 ダイエットをするときに習ってみたいトレーナーさんは？

A ▶ スタイリッシュなイケメン

B ▶ トレーニング効果について詳しく説明してくれる

C ▶ 人当たりがよく、性格が私とあう

Q8 テレビを買い換えるとしたら、どこを重視しますか？

A ▸ とにかく画質が良いテレビ

B ▸ 映画館のような音響が楽しめるテレビ

C ▸ すぐに直感で操作できるテレビ

Q9 あなたがよく使う洗濯用洗剤はどのような特徴ですか？

A ▸ よごれがよく落ちる洗剤

B ▸ 友だちが勧めてくれた洗剤

C ▸ 好みの匂いがする洗剤

Q10 自分の部屋で、いちばん気に入っているところはどこですか？

A ▸ 陽当たりのよさ、明るさ

B ▸ 遮音性

C ▸ 温度や湿度

Q11 新製品のお菓子を選ぶときに気になるポイントは？

A ▸ 形や大きさ

B ▸ 身近な人の評判

C ▸ 食感

Q12 新しいアプリを選ぶときのポイントは？

A ▶ 画面デザインがかわいいアプリ
B ▶ みんなが使っているアプリ
C ▶ 簡単に操作できるアプリ

Q13 旅行ガイドを雇うとしたら、どこを重視しますか？

A ▶ とにかく景色のいい場所に連れていってくれる
B ▶ 知識が豊富でなんでも教えてくれる
C ▶ とてもフレンドリーな人柄

Q14 苦手な上司。なににイラッとしますか？

A ▶ とにかく顔が嫌い
B ▶ 声がしゃくにさわる
C ▶ 存在感が苦手

Q15 友だちの家に遊びに行き、迷ってしまったらどうしますか？

A ▶ スマホで地図を確認する
B ▶ 友だちに電話して聞く
C ▶ 自分の勘でとにかくチャレンジする

それぞれの選択肢の合計点を下の表に書き入れてみてください。

	A	B	C
Q1			
Q2			
Q3			
Q4			
Q5			
Q6			
Q7			
Q8			
Q9			
Q10			
Q11			
Q12			
Q13			
Q14			
Q15			
合計	点	点	点

合計点で**A**が一番多い人 ▶ 視覚が優位な「**見た目重視**」傾向
合計点で**B**が一番多い人 ▶ 聴覚が優位な「**うんちく重視**」傾向
合計点で**C**が一番多い人 ▶ 身体感覚が優位な「**フィーリング重視**」傾向

「見た目重視傾向」の人は、ビジュアル先行で理解するので、目標となる自分の姿を鏡で見たときや、目標の数字を見るとやる気が高まります。

「うんちく重視傾向」の人は、理論的な話の展開を好みます。アバウトな説明や解説ではなく、細かく丁寧な説明や、マニュアルを読むとやる気が高まります。

「フィーリング重視傾向」の人は、直感や感覚を重視するので、マニュアルで教えてもらうよりも、「早く実際にやって覚える」ほうがやる気が続きます。

3つのタイプは、ずっと同じというわけではなく、環境や立場や年月によっても変化していきますが、パッと行動できる力を手に入れるための意識づけには、それぞれに応じたタイプ別に考えたほうが、マスターするのに時間はかかりません。

第4章
行動のチャンスを逃さない

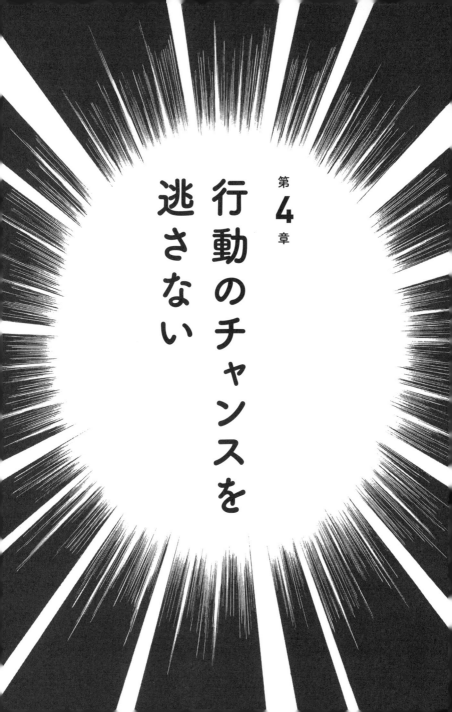

040.
やるかどうかはドーパミン分泌で決まる

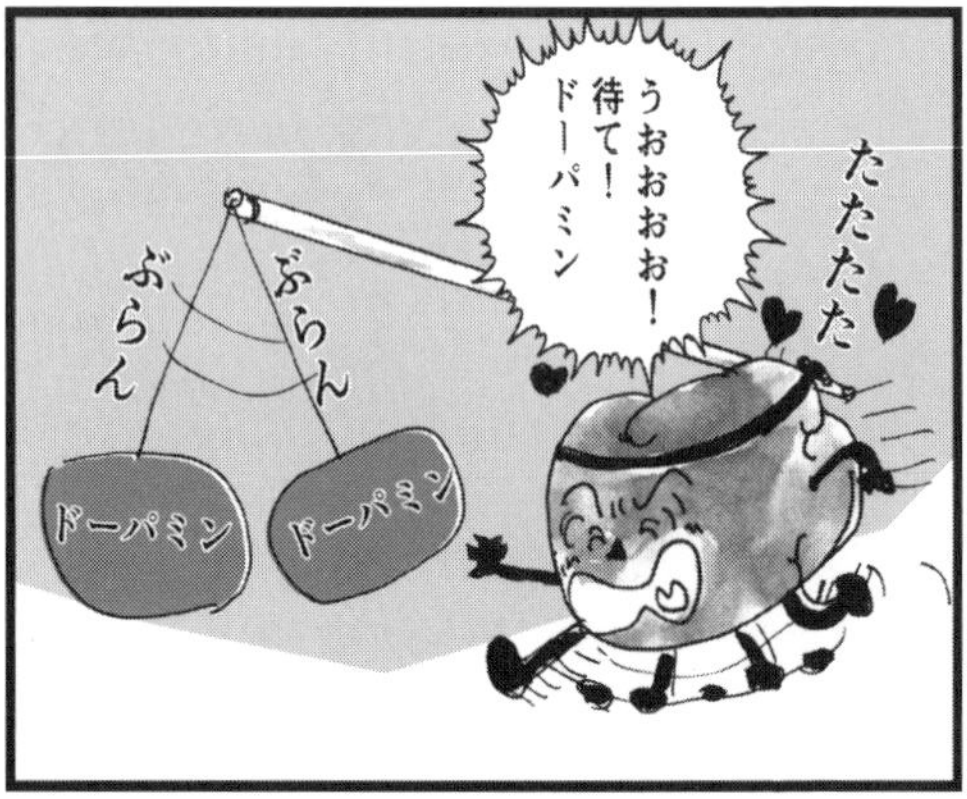

ドーパミンとは脳細胞の情報をやり取りする神経伝達物質のひとつで、私たちに多幸感《たこうかん》を与えてくれる物質として有名です。

「チョー気持ちいい」

これは２００４年、アテネ五輪で水泳日本代表の北島康介選手がレース後のインタビューに答えたもので、その年の新語・流行語大賞にも選ばれました。この言葉の源が脳内のドーパミンです。

私たちは勉強したり、スポーツをしたり、食事をしたり、さまざまな行動をくり返していますが、そうした行動の動機づけはある意味、ドーパミンが左右しているといっても過言ではありません。

ドーパミンが脳内で「快楽」をつくってくれるからこそ、私たちはやる気が出て行動を起こすようになるのです。まるで馬の前に人参をぶら下げて走らせるようなものですね。

脳内のドーパミンの濃度が低いと、ものごとに取り組もうとしてもやる気が起きにくくなることが、さまざまな実験結果で証明されています。

脳内のドーパミンが少なくなると、体が震えたり、歩幅が狭くなったりして、歩くことが困難になったり、無表情・無気力になったりします。このような病気が、ボクシングの元ヘビー級王者であったモハメド・アリ氏や映画『バック・トゥ・ザ・フューチャー』シリーズに出演していたマイケル・J・フォックス氏が患《わずら》ったパーキンソン病です。

したがって、夢や希望に向かって意欲的に挑戦できる自分になるためには、ドーパミンという快楽の報酬《ほうしゅう》をいかに強化するかがカギとなります。

ドーパミンという餌《えさ》で、私たちの望むような行動を起こしていきましょう。

041.
「報酬」をもらわないと動きにくい

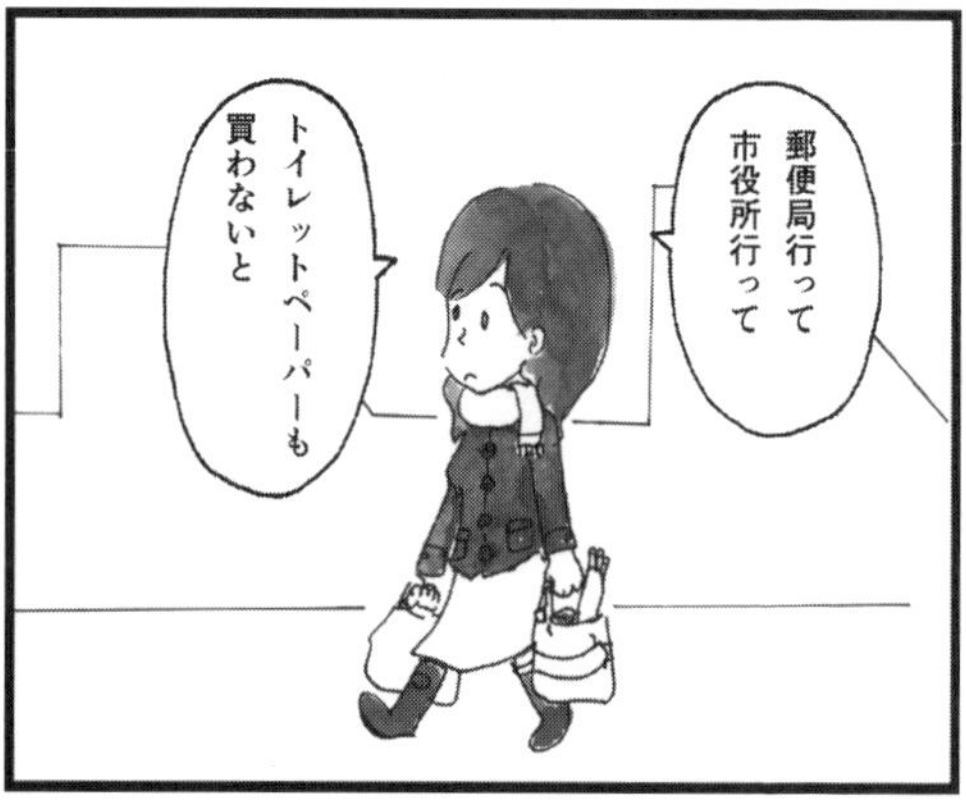
郵便局行って
市役所行って
トイレットペーパーも
買わないと

私たちのまわりにはさまざまな「やらなきゃならない」ことが山積みになっています。

「明日までにプレゼン資料を作成しなければ」

「英会話を勉強しないと」

「明日のディナーの予約をキャンセルしなければ」

「トイレットペーパーを買わなければ」

などなど、さまざまなことが頭のなかにあるはずです。そして、そのやるべきことには、不思議とすぐに取りかかることができるものと、いつまでたっても取りかかれないものがありますよね。それはなぜでしょう。

単純に「好き嫌い」とか「得手不得手」なのではないかと直感的に感じると思いますが、厳密にいうと違います。この違いは、**「ワクワクする」かどうか**、です。

たとえば、英語が苦手な人でも、学んだ先に海外旅行でたくさんの外国人と話ができるという期待感があればワクワクしますよね。つまり私たちは、ワクワクするという期待感があるものにはすぐに取りかかれますが、期待感がないもの、感じにくいものは後回しにしてしまうのです。

パッと取りかかるために必要なワクワク感、その正体こそが脳のなかに分泌されるドーパミンなのです。

私たちの脳のなかでは、目的を達成したときに「報酬系《ほうしゅうけい》」といわれる神経回路（A10神経群）が盛んに刺激され、多幸感《たこうかん》を覚えるようになっています。

それだけにとどまらず、目的を達成しそうだという期待感でも報酬系は活性化します。たとえば、お腹が空いているときは実際に食べなくても、レストランに入っただけで食欲が満たされることが推測されるので報酬系は活性化します。また、麻雀やパチンコなどで大当たり直前の〝リーチ〟でもドーパミンが分泌されることがわかっています。

この「報酬系」によってもたらされる快感は、本来、生存に必要なことを学習したときの〝ご褒美〟として生み出されました。

たとえば、難しい数学の問題を考えていて、「わかった！」とひらめいたとき、スッキリしますね。このとき、脳内にはドーパミンが分泌されています。

しかし、その多幸感は長くは続きません。さっと消えるから、次の問題に取りかかることができます。もしもずっと強い多幸感に満たされていたら、その時点で満足して問題を解くのをやめてしまい、成長がストップしてしまうでしょう。

報酬系によってもたらされた快楽は、生み出されたそばから消えていき、次のことを学習してはまた生み出される。**私たちの脳は、報酬系という「ご褒美」システムを確立したことによって、さまざまなことを次々と学び続けられる**のです。

このように、本来は学習のご褒美として生まれたはずの脳の仕組みですが、社会生活を営むなかで、私たちは学習以外でも簡単に報酬系を活性化させ、〝キモチイイ体験〟をすることができるようになってしまいました。

たとえば買い物をする、勝負事に勝つ、賭《か》け事に勝つ、お酒を飲む、たばこを吸う……。これらをおこなうことで得られる快感は、学習で得られる快感同様、生じてはすぐに消えていきます。さらに、最初に生じた快感が大きければ大きいほど、失ったときの喪失感も大きく感じられる性質があります。

こうして、報酬系の生み出す快感を追い続けてしまうのが、いわゆる「依存症」と呼ばれる病気なのです。現代社会ではギャンブルやアルコール、ニコチン、薬物など、依存性の強いものが問題視されがちです。

ドーパミンが分泌されるような誘惑がまわりにたくさんあればあるほど、目の前の仕事に取り組んで学習しようという手間を避けようとしてしまうので、私たちはパッとやるべきことになかなか取りかかれなくなります。

つまり、依存性の高いご褒美でドーパミンを強化するのではなく、学ぶ喜びや感謝される喜びなど、心からにじみ出るようなご褒美でドーパミンを強化することが肝心なのです。生活のあらゆる面でこの意識を忘れないようにしてください。

042.
日本人の脳は遺伝的に挑戦を避けてしまう

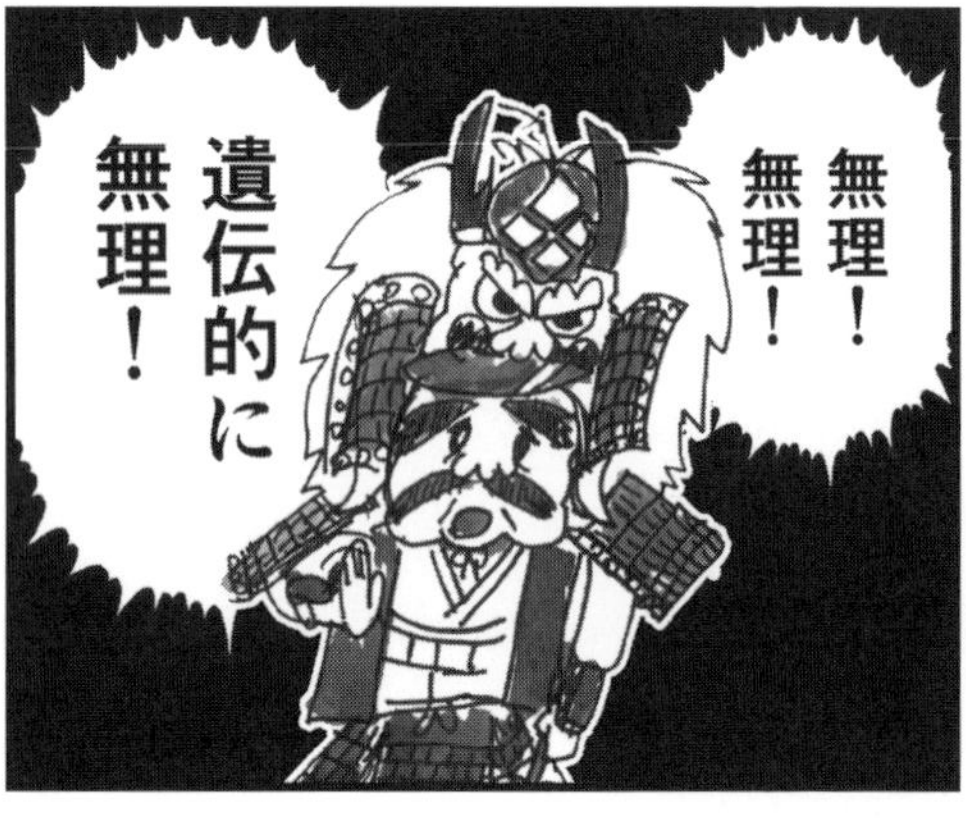

2012年にオーストリア人の冒険家、フェリックス・バウムガートナー氏が、ほぼ宇宙に手が届く高度3万9000メートルという高さからスカイダイビングをおこない、その最高速度は、音速の約1・24倍の時速1342キロにも到達したそうです。

「ハワイでスカイダイビングした！」「バンジージャンプが大好き！」「スノーボードでスピードを出すのが好き！」など、スリルを感じさせる趣味やスポーツが大好きな人たちがいます。自分の命すらかえりみずに趣味やスポーツにチャレンジする人たち、言い換えれば、ゾクゾクすることが好きな人たちは、アメリカの精神医学者ロバート・クロニンジャー博士が提唱した「クロニンジャーのパーソナリティ理論」でいうところの「新奇性探究」が強い気質であるといえます。

（※「クロニンジャーのパーソナリティ理論」とは、人格を7つの要素に分けて説明する理論で、生まれつきの要素が強い4つの気質因子「新奇性探求」「損害回避」「報酬《ほうしゅう》依存」「固執」と、環境の影響が大きいとされる3つの性格因子「自己志向性」「協調性」「自己超越性」から成るという考え方です。）

新奇性探究とは、「新しいことをして、新しい経験をする」ことであり、そもそもこれは「学習行動」の源となる人間の気質です。

たとえば子どものころ、自転車が乗れるようになって、隣町まで行けたときのことを思い出してみてください。もう、まわりの景色がすべて新鮮で、なんともいえないワクワク感とドキドキ感。なんだか少し大人になったように感じたのではないでしょうか。これが、いわゆる「新奇性探究が強い」ということです。

それが年齢を重ねるにつれて、人生に慣れてしまったというか、あきらめというか、「それはすでに知っているよ」「どうせこういうことでしょ」というふうに考えるようになり、新奇性探究が弱くなっていくのです。

この新奇性探究をコントロールしているのが、脳が興奮したときに出るドーパミンです。

さて、新奇性探究が強い、弱いというのは、脳内のドーパミン量というよりも、ドーパミンを受け取るところ（これを「ドーパミン受容体《じゅようたい》」といいます）の遺伝的な違いによって決まるという研究結果があります。

専門的な話になりますが、ドーパミン第四レセプター遺伝子内の塩基《えんき》くり返し回数が多いほど、新奇探索傾向が強まるといわれています。

ドーパミンのレセプター遺伝子の塩基くり返し回数については、4回以上のくり返しが見られる人の割合が、**アメリカ人で40％、ブラジル人では70％にも上るのに対して、日本人はわずか7％しかいない**との報告があります。すなわち日本人の場合、一般的に新奇探索傾向が弱いということです。

といっても、気質は固定されたものではなく、「経験」や「環境」によって変化する、柔軟性のあるものですからご安心を。

もうひとつ付け加えておきたいのですが、どんな性格の人が人間として優れているということではありません。

新奇性探究が強いと、新たな経験を積むことができるかもしれませんが、そのぶん、命の危険にさらされるリスクを抱えます。

逆に、新奇性探究が弱ければ、安全、確実な生活ができるということになるわけで、これらの違いは「優劣」ではなく、「一長一短」ということなのです。

043.
「初めて」体験で報酬系を刺激する

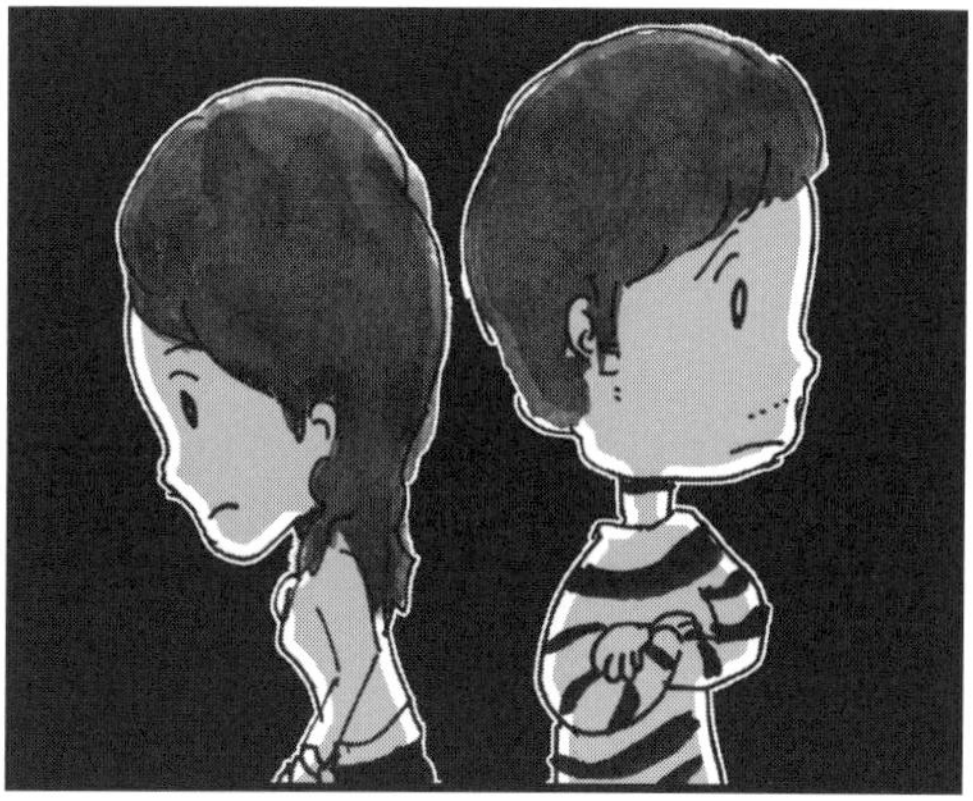

「彼（彼女）と付き合っていたけど、飽きてしまった」という話はよく聞きますよね。付き合いたてのころは、公園でちょっと話すだけでもドキドキして楽しかったのに、いつしかその気持ちも冷めてしまう……いつまでも恋心を抱き続けることはなかなか難しいもの。
それは、私たちの脳が基本的に新しい刺激が好きだからなのです。
「アダルトビデオ（ＡＶ）を見すぎると、脳が萎縮《いしゅく》しちゃうかも‼」という研究結果を発表したのは、ドイツのシモーネ・クーン博士たち。彼らはＭＲＩを使った研究で、ＡＶの視聴時間と脳の「線条体《せんじようたい》」の体積には相関関係があり、AVを見すぎると、線条体の体積が小さくなるのではないか、と指摘しました。

線条体は、脳の真ん中にある神経の塊《かたまり》で、運動の調節や姿勢、筋肉の緊張を調整する大脳基底核《だいのうきていかく》のひとつです。線条体には、脳全体の情報、つまり、みなさんが実際にしている行動と心に思い描ける行動の情報が集まってきます。脳が興奮したときに出る「ドーパミン」はこの線条体に分泌され、刺激を起こし、その線条体に集まる情報に応じて行動します。

つまり、線条体の体積が小さくなると、ドーパミンが出にくくなってしまい、私たちはやる気が失われたり、満足感を得られなくなってしまうと考えられます。

このような現象を、心理学的には「**馴化《じゅんか》**」といいます。たとえば、最初はジェットコースターのスピード感がたまらなかったのに、何回もくり返し乗っているうちに慣れてしまうことをいいます。AVをたくさん見続けるということも、まさにこの「馴化」です。

刺激がなくなり快感が失われていくのは、つまり「飽きちゃう」ということですが、これは私たちの脳の防御反応のひとつです。この馴化という反応がなければ、いつまでたっても同じ刺激に驚いてしまい行動が制限されることになりますから、私たちが成長していくうえでどうしても必要な反応なのです。

馴化ができるからこそ、私たちはさまざまなことにチャレンジできるという利点がある反面、いつも積極的に初めての体験を求めるようにしないと、心が「楽しいな」と思わなくなってしまう、いわゆるマンネリ化が日常生活に増えてしまいがちに。とくに、ＡＶに限らず「受動的な行動」は一番脳を衰えさせます。

そこで、**日々にちょっとした変化を取り入れ楽しむ**ことが有用です。

たとえば、いつも乗る電車を変えてみる、いつもより30分早く出社してみる、これまで着たことのない色合いの服を買ってみる、いつもは食べないランチメニューに挑戦してみる。決まりきった日常でつまらないと思っていればいるほど、少し変えるだけでも効果的。常に新しい刺激を求める探究心こそ、あなたの脳力《のうぢから》を新たなステージへ引き上げてくれるはずです。

受験勉強なら、同じ教科を続けるよりも、1時間ごとに教科を変えてみるのもいいでしょう。料理をするときは、和食だけではなく、イタリアンやフレンチや中華など、いろいろな分野にチャレンジすると意欲を失わずにすみます。

意欲を持続させるために、日常に変化というスパイスをふりかけてみてはいかがでしょうか。

044.

ゲームの鉄則を都合よく使ってみればいい

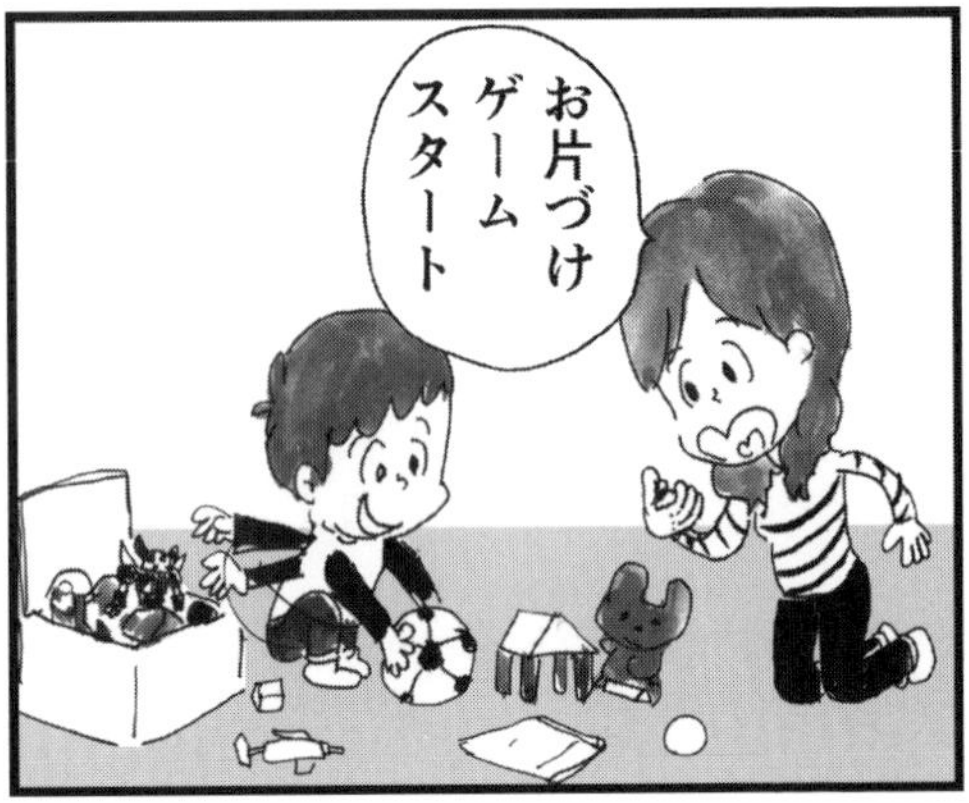

私はテレビゲームが大好きです。小さいころに連れていってもらったデパートの屋上や温泉旅館にあるゲームコーナーが好きで、私の思い出深い場所です。そして、1983年に任天堂からファミリーコンピュータが発売され、家庭でもゲームコーナーと同じようなゲームができることに興奮したのをよく覚えています。

このように、私たちを虜《とりこ》にするゲームの要素を他の分野に応用し、望ましい行動を起こすための動機づけの方法を「**ゲーミフィケーション**」と呼びます。たとえば、各店舗が発行するポイントカードも、「ポイントを集めると報酬《ほうしゅう》がもらえる」というゲーム的な要素を取り入れることによってユーザーの行動をコントロールしています。

このようなゲーミフィケーションの仕組みは、消費行動を促《うなが》すマーケティングに利用されるだけではなく、仕事や勉強のモチベーションアップにも応用されています。

「ファミスタの父」として知られる東京工科大学メディア学部・特任准教授の岸本好弘《きしもとよしひろ》氏によると、私たちをひきつけるゲームデザインには6つの要素があるといいます。

1　能動的参加：遊びたいときに遊べる

2　賞賛演出：ステージクリアで花火が上がる

3　即時フィードバック：ボタンを押すとキャラクターがジャンプする

4　自己表現：自分でパーティが組める

5　成長の可視化：モンスターを倒すとレベルアップ

6　達成可能な目標設定：最初のスライムは弱い

確かに、面白いゲームにはこの要素が必ず組み込まれています。岸本氏はこの6つの要素を、自身の大学での講義に取り入れており、学生たちの勉強に対する取り組みを変革して結果を出しているそうです。私たちも、この6つの要素を意識して組み入れることによって、自分のとるべき行動にスムーズに移れるようになることでしょう。

045.
小さなステップのほうが効力が大きい

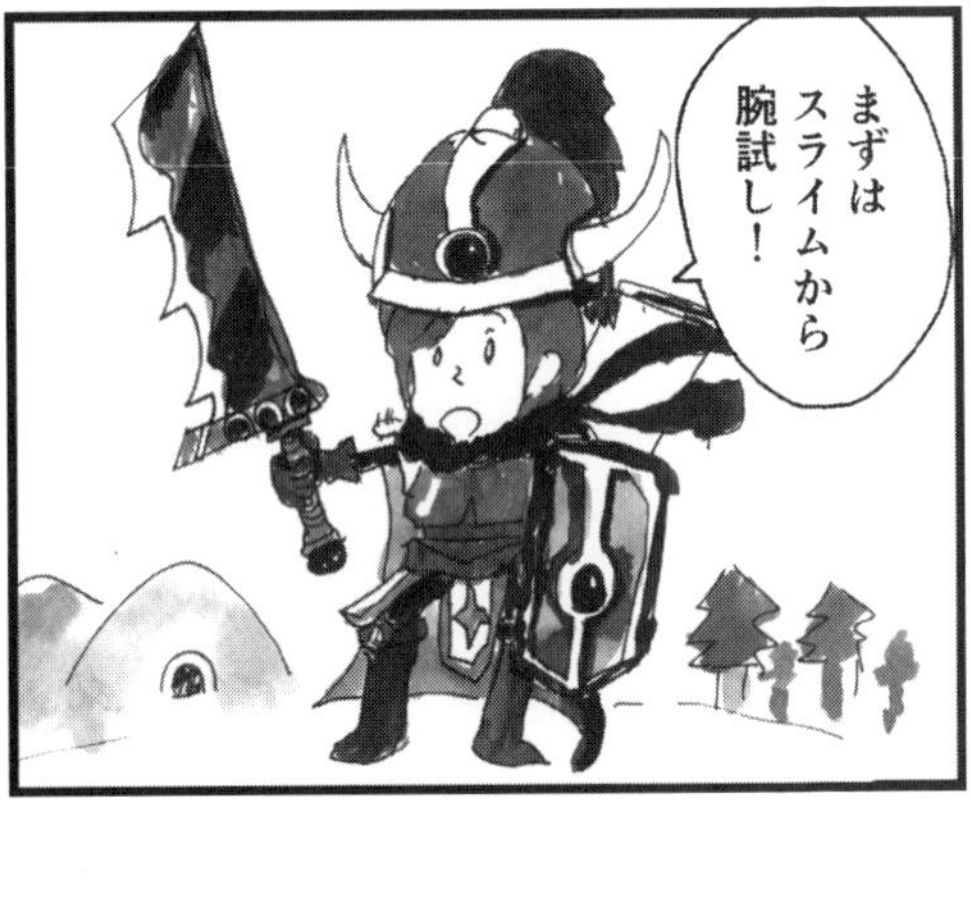

みなさんは、ロールプレイングゲーム（RPG）って知っていますか？　私たちがキャラクターを演じ（ロールプレイ）、架空空間を冒険して目的を達成するゲームです。日本では「ドラゴンクエスト」や「ファイナルファンタジー」が代表的でしょう。

「邪悪な魔王を倒して世界を救う」ために主人公は立ち上がるのですが、最初は勇者とは名ばかり、非力で何もできません。しかし、スタート地点のまわりにいるモンスターは、魔王が忖度《そんたく》してくれているのか、弱いモンスターばかりです。そのモンスターを退治することによって、主人公は力をつけ、最終目的である魔王討伐《とうばつ》を成し遂げることができます。

このことは、私たちの実生活にもいえることです。自分が達成したい目標（魔王討伐）をもつのはとても有意義なことです。でも、圧倒的に高すぎる目標である場合は、それにチャレンジすると跳ね返され、「私には才能がない」とか「向いていない」というように凹《へこ》んでしまうことになるでしょう。

いきなり大きい目標に向かって全力投球しようとすると、アクションを起こすまでの負荷が大きくなりすぎてしまい、かえって行動に移りにくくなります。 ですから、目標までのステップを細かく分け、スモールステップで目標まで到達する（最初はスライムを倒す）ほうがいいのです。

ダイエットを目標にするのであれば、いきなり「10kg痩せる」ことを目指すのではなく、「ベルトの穴を一つ減らす」ことから始めるほうが達成感を得やすいですよね。

私たちは目標を達成するごとに、ドーパミンが分泌され、「やった！　できた！」という心地よい感覚が生まれ、次の目標へのモチベーションへとつながっていきます。

スモールステップ。たどりつくのが困難な目標にいきなり挑んで跳ね返されてしまうと心が折れます。それよりも、日々の積み重ねで小さな目標を達成して結果を出したほうが、ドーパミンの恩恵を受けやすいので、行動力アップへとつながることでしょう。

046.
今日やったことをノートに書き出してみる

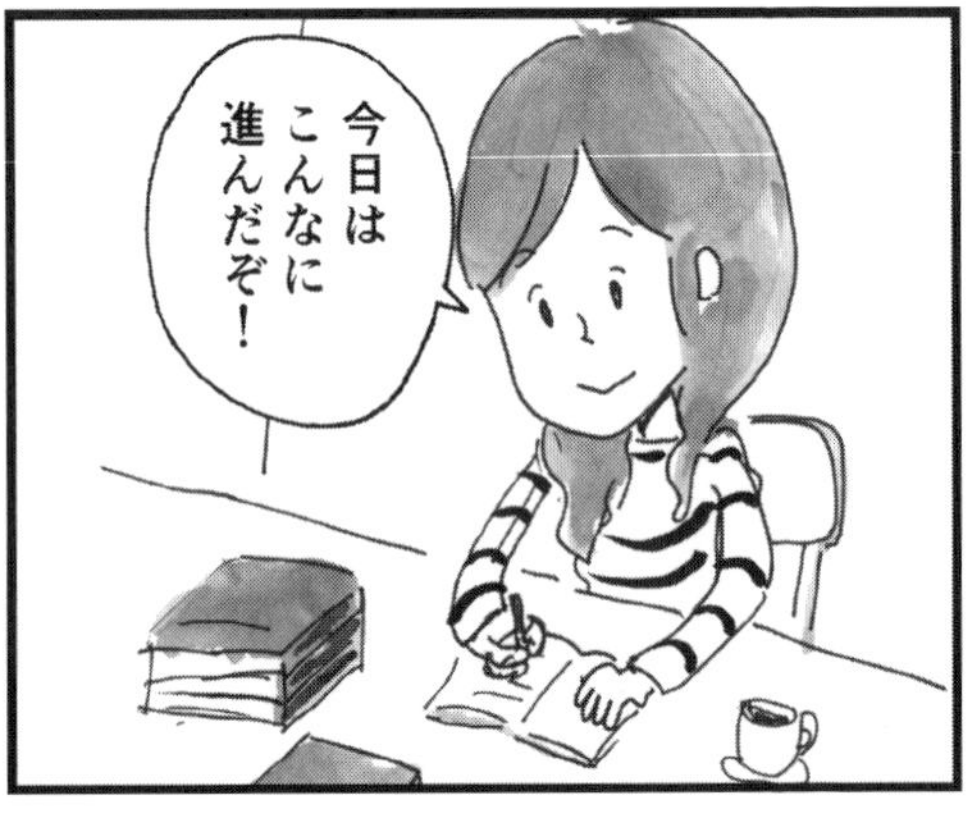

仕事でミスをして上司に叱責《しっせき》されたときに、「次こそがんばろう」と思ってモチベーションにつなげる人もいれば、「怒られてばかりでもうダメだ」と思って落ち込む人もいます。

何かを始めようと決めたのに、三日坊主で終わってしまったとき、真面目な人ほど、できなかった事実に対して、「ああ、俺はいつも失敗する」「私はやっぱり何もできない」といった思い込みが頭を支配して、行動力を鈍らせてしまうことがあります。

そういうときに効果的なのは、**自分の行動を記録する**こと。そうすることによって自分を客観的に見ることができます。

- 目玉焼きとトーストを食べた
- 電車に乗って遅刻せずに職場に行けた
- 資料をまとめた

などなど、自分が起こした行動をノートや手帳に記録してみましょう。簡略に記すだけでOKです。

どんなにささいなことでも、あなたは現に「できて」いるのですから、それを見返すことによって、「失敗ばかり」とか「何もできない」という間違った思い込みを改善させることができます。

そして、**それをしばらく続けて記録をためていくと、自分がどんな行動で喜びを感じたり楽しみを感じたりするのかがわかってきます。**

行動記録は、自動復活装置に進化させることができるとともに、今後の行動への指針となるすぐれ技なのです。

047.

ご褒美があると行動する感情をつくりやすい

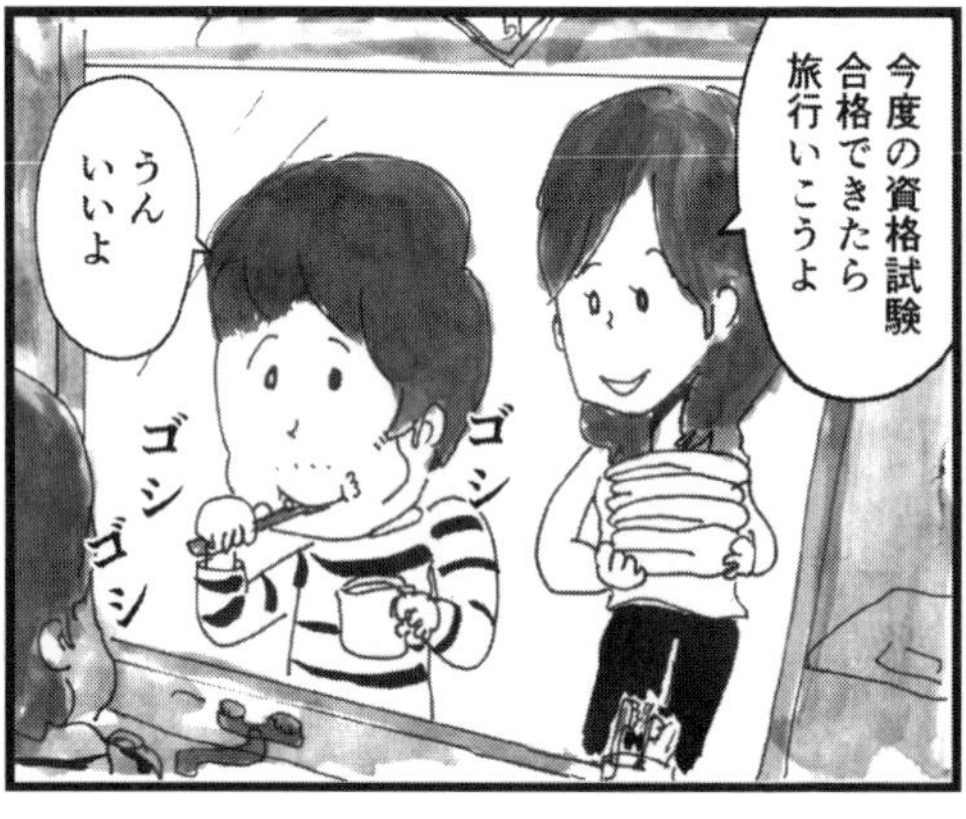
今度の資格試験
合格できたら
旅行いこうよ
うん
いいよ
ゴシ
ゴシ

「勉強をしたらおもちゃを買ってあげる」

親がどうしても勉強に取り組まない子どもに苦肉の策としていう言葉ですよね。

じつは、恥ずかしながら、私もこの手に乗ってしまうことは多々ありました。とくによく覚えているのは、医学部の受験を決めた高校3年生のときのことです。

医師になりたいという気持ちは小学生のころからありましたが、大学まで内部進学できる環境にいたので、医学部を受験するという意欲を全く忘れていました。そんなとき、

「一人暮らし」という「報酬《ほうしゅう》」を親からちらつかされ、必死に受験勉強をした結果、かろうじて医学部へ進学することができました。

私たちは、何か報酬を意識すると、それを得られたときに限らず、**想像しただけでも脳内にドーパミンが放出されワクワク感が生じ、モチベーションがアップします。**

ですから、やる気が起きないときには、楽しい報酬を設定してみましょう。それだけでもドーパミンを分泌しやすくすることができ、今まで嫌々やっていたことが楽しくできるようになるはずです。

これは、他人から与えられる報酬でも大きな効果が得られますし、「自分へのご褒美」として設定することでも得られます。ここがポイントです。

「仕事が一息ついたら、洋服を買う」

「テストに合格したら、旅行にいく」

など、なんでもかまいません。プロジェクトの終了後に職場のチームや仲間たちで打ち上げ会をやるぞというのも、ドーパミン分泌によるモチベーションアップのひとつでしょう。

048.
ポイントカードがあると猛烈に動きたくなる

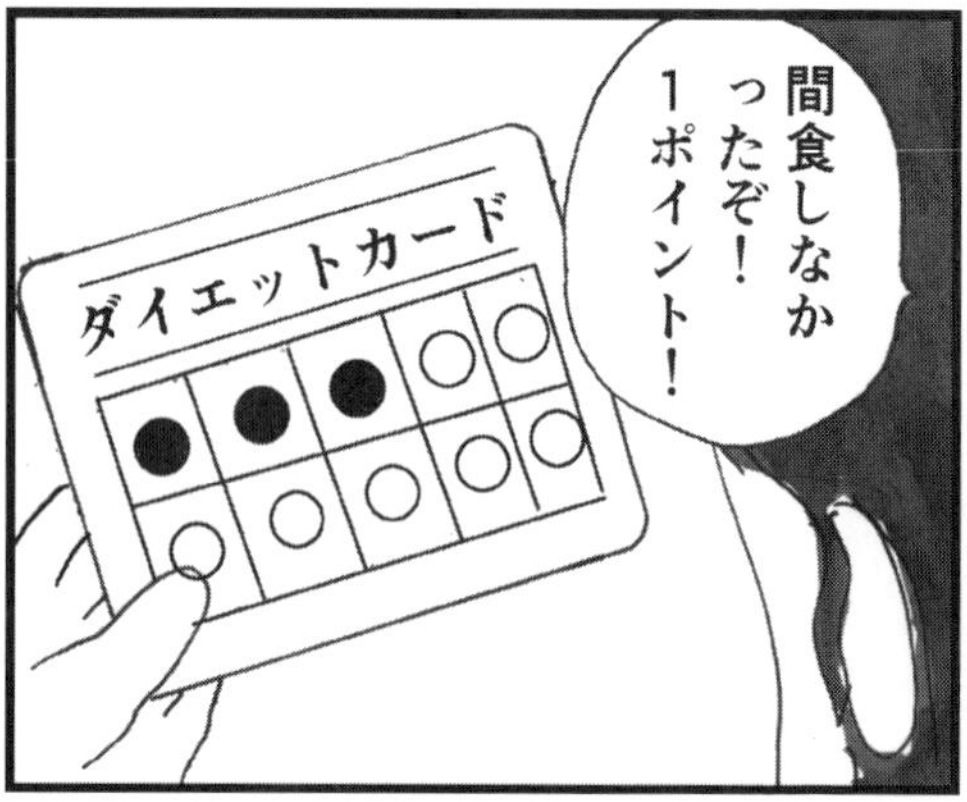

そもそも、やりたくない仕事を目の前にして、やる気を出すのはなかなか難しいものです。そこで、自分でオリジナルのポイントカードを作ってみるのはいかがでしょうか。

巷《ちまた》にあふれるポイントカード。みなさんもお財布やカード入れに、何枚かもっていることでしょう。このポイントカードは、お店がみなさんをリピーターとして何度も来店してもらう動機づけに利用されています。

駅でコーヒーが飲みたくなったとき、たくさんあるお店のなかで選ぶとすると、ポイントカードをもっているお店へ行こうと考える人も多いでしょう。これと同じ要素を日常生活にも取り入れてみればいいのです。

たとえば、掃除をしたら1ポイント、筋トレしたら1ポイント、5000歩いたら1ポイントなど、**自分がなかなか取り組まないことをリストアップしてポイントカードを作成してみましょう。**

そして、一定のポイントが貯まったら、旅行にいくとか、美味しいものを食べにいくとか、何か自分へのご褒美を設定しておきます。そうすれば、毎日の生活がポイント集めのゲームのようなものとなり、やる気がアップしていきます。

しかも、私たちはゴールが見えると、進むスピードが速くなる傾向があります。ですから、ポイントカードの達成目標が見えてくると、さらにやる気度がアップする効果もあります。

さっそく今日から、自分のオリジナルのポイントカードをつくってみましょう。

049.
スキマ時間に「できた！」体験を増やす

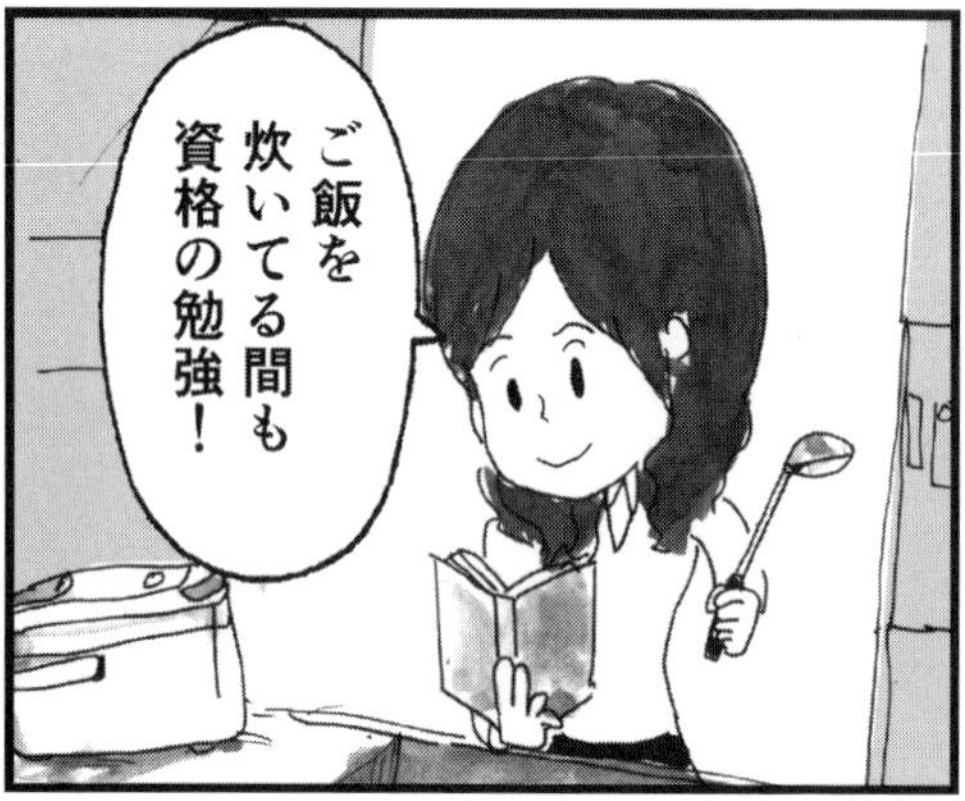

「あ、次の約束まで30分空いちゃったからウインドウショッピングをしよう」

「待ち合わせ時間に相手が遅れてもいいように、本をもっていこう」

「通勤電車内ではスマホでニュースをチェック」

どんなに忙しい毎日を過ごしていても、仕事の移動時間や家事の合間に生まれるふとしたスキマ時間というものはあるものです。

２０１４年にパナソニック株式会社が調査したところ、１日に積み重なる〝ムダなスキマ時間〟は平均で1時間9分もあることがわかりました。

これは年間に置き換えると、**およそ17日と12時間（2万5185分）をムダ時間として過ごしている**計算になります。スキマ時間って積み重なるとたくさんあるんですね。

「忙しくて時間がない！」と嘆《なげ》く前に、このスキマ時間を私たちはどのように過ごすべきか見つめ直すことが大切です。

勉強であれ仕事であれ、まとめて一気にやるよりも、コツコツとスキマ時間を利用していくと、「できた！」という体験が増えていくため、常にドーパミンの達成感を感じることができます。

しかも、合計すると大きな時間を費やすことができるのです。

たとえば、資格取得のための勉強や健康のための運動を、週末にまとめてやろうとする人は多いと思います。しかしながら、土日にそれぞれ2時間（計4時間）みっちりやるよりも、平日に5分程度の細切れ時間を1日6回（計2時間半）、土日に1時間やる（計2時間）ほうが、結果として多く「できている」し、「できた！」と思える体験が増えていきます。

050.
現在位置を“見える化”しながら続ける

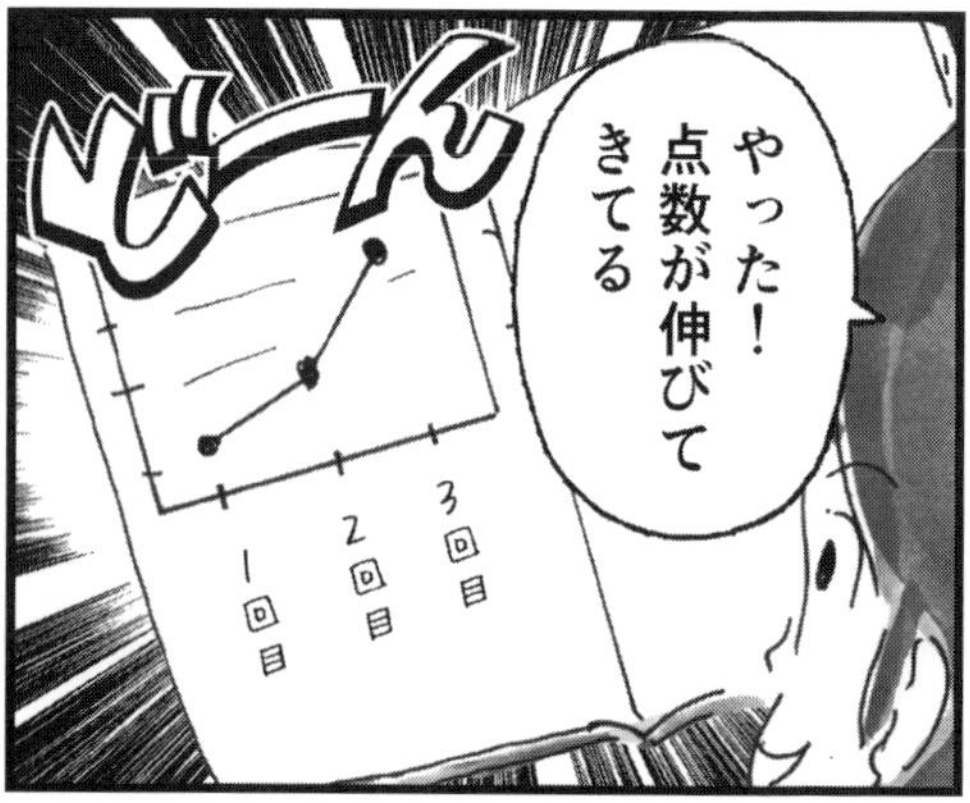

勉強や仕事にかぎらず、私たちが「つまんないな」「やだな」と思うのは、ほとんどの場合、停滞しているときです。たとえ少しずつであっても、目標やゴールに近づいている実感があるときは「もっとやりたい」と感じるもの。ですから、前に進んでいる感覚を絶やさないためにも、成長を〝見える化〟することが大切です。

〝見える化〟するとは、**努力の成果を具体的に把握する方法を考える**ことです。たとえば、目標達成までの計画表と、自分の現在位置を照らし合わせれば、予定より進んでいるか、遅れぎみなのかを把握できますよね。

予定より進んでいれば励みになって、さらに加速がつくはずですし、遅れている場合は、毎日の予定を見直し、さらに仕事量や勉強時間を増やすなど、解決策を考えるようになるはずです。

資格試験に挑戦中ならば、1週間単位くらいで勉強スケジュールをグラフにして、目につきやすいところに貼り、クリアしたところにチェックを入れていきましょう。毎日の勉強量を記録することも〝見える化〟のひとつです。

さらに模擬試験の結果をグラフ化し、合格ラインもはっきり示し、自分の実力がどのレベルまで伸びたかがすぐ読み取れるようにしておく。こうして、**常に、自分の現在位置を確かめながら勉強を進めるほうが、モチベーションを維持できます。**

語学力アップに挑戦中なら、勉強を始めたころの力と現在の力を比べる機会をときどきもつようにするのもおすすめです。勉強を始める前の英会話力をスマホなどに録音しておきます。これがスタート時点の力で、その後、3か月後、半年後……と節目ごとに録音し、スタート時点の英会話力と聞き比べてみましょう。

手帳を活用し、仕事の進捗《しんちょく》状況をこまめにチェックすることでふだんの仕事の成果を〝見える化〟することもできます。

たいていの人は手帳に仕事の予定やアポイントメントを書き込むだけ、という使い方をしているだけだと思いますが、仕事の予定を書くとき、予定の頭にチェックを入れられるスペースを確保しておきます。

そして、1日の終わりに手帳を見直すとき、終わったことには「○」、少ししか手をつけられなかったことには「△」、未着手に終わってしまったことは「×」をつけていきます。

こうしておけば、手帳を開くたびにチェック結果が目に入り、「△」や「×」がたまってしまう前に、「早めに改善しよう」という気持ちになるはずです。

051.
「やらなければいけない」がやる気を奪う

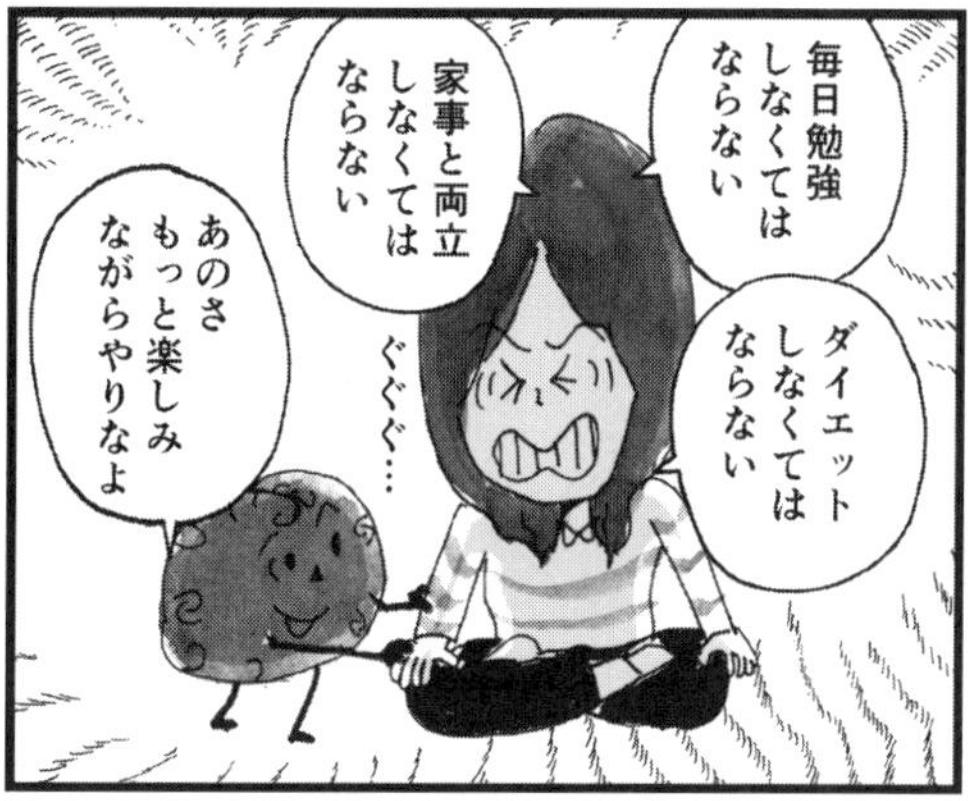

毎日勉強しなくてはならない
ダイエットしなくてはならない
家事と両立しなくてはならない
ぐぐぐ…
あのさもっと楽しみながらやりなよ

まじめで、努力家の人のなかには、意識しないままに、自分に縛りをかけている人が少なくないようです。

たとえば、あなたは日常的に「**~しなくてはいけない**」といった言葉を使っていませんか。

こうしたほうが自分を追い込み、確実な効果をあげられるような気がすると思う人もいるかもしれませんが、じつはこれは、避けたほうがいい表現です。

「~しなくてはいけない」と自分に命令してしまうと、義務感や強制されている思いが強く、行動を起こそうとする気持ちにブレーキがかかり、「やりたくない」という気持ちがどんどん強化されてしまうのです。

修行や練習というものは、歯を食いしばってやるべきもので、つらいものだというイメージがあるかもしれません。でも、ものごとを習得するときには、楽しんでやったほうが効果的なのです。

難しく考える必要はありません。我慢して努力するのではなく、「**これができるようになると自分に役に立つ」と自分が納得できるイメージをもっておこなう**ようにするのです。

これだけのことで、脳の腹側《ふくそく》被蓋野《ひがいや》から側坐核《そくざかく》や前頭前野《ぜんとうぜんや》などに投射されているA10神経群（中脳皮質ドーパミン作動性神経系）がドーパミンを放出し、脳の快楽を誘導してくれます。

「そうしたい」という気持ちが前に動き、自発的に目標に向かうようになるのです。

052.
完璧をめざすと人生全体が苦しくなる

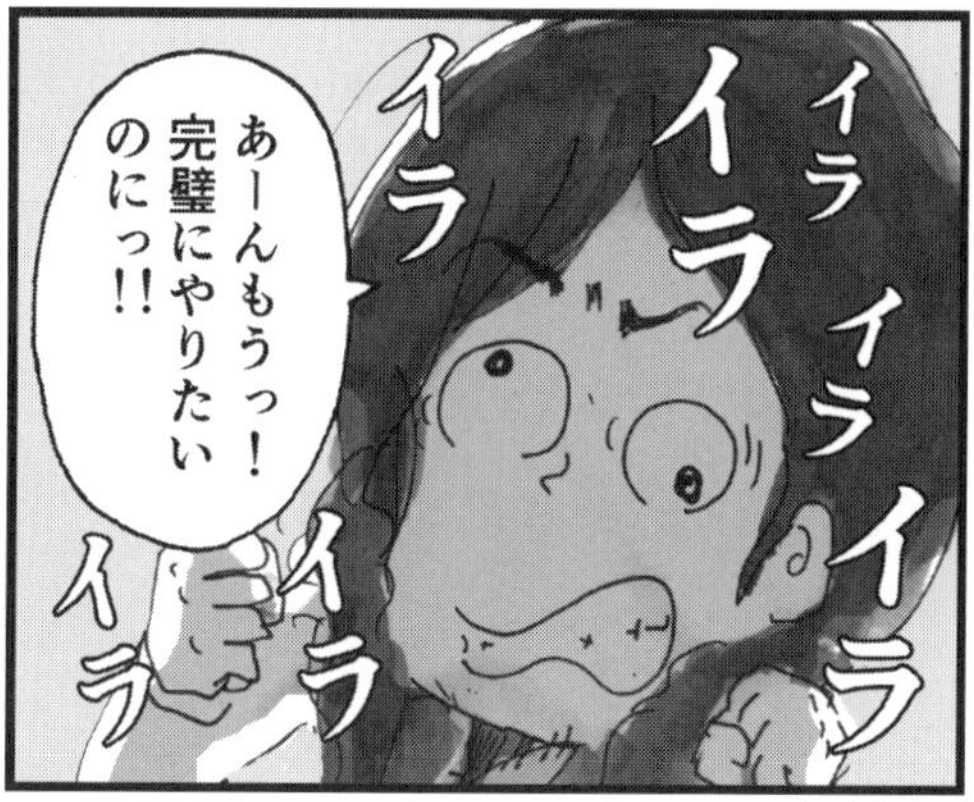

パッと行動に移るためには、完璧にやり遂げることをイメージするのはかえって逆効果です。とくに、まわりから期待されているような大きな案件を任せられたときには注意が必要です。「みんなに評価される成果を出すためには、完璧にやらなければ」と思い込んで、ひとつのものごとにやたらと時間がかかってしまうことになり、パッと取り組むことがまるでできません。

仕事というものは、正解がある学校のテストとは違って、**誰から見ても正解という完璧**

な状況はまず存在しません。そもそも存在しない完璧をイメージしすぎると、いつまでも納得するものができず、行き詰まって身動きがとれなくなってしまいます。いつのまにか、締め切り日を迎えて悔やんでも後の祭り。こうした経験を重ねると、完璧にできないことは進んでやろうとしなくなり、チャレンジに二の足を踏むようになる場合もあります。

完璧を追求する心のクセがある人は、**「自分がやれる精一杯の努力ができれば、それでよし」**、それくらい肩の力を抜いて取り組むほうがずっと大きな成果が期待できるはずです。

これは、他人に任せることができず、すべて自分でやってしまう人にもいえることです。

こうした心のクセがついてしまっている人は、あれもこれも仕事を抱え込み、小さなミスも見逃すことができないため、結局、未処理・未完了のことがどんどん増えていく。大きなストレスを感じて疲れ果ててしまう、というパターンがほとんどです。

そのたびに「私はダメな人間だ」と、自分を減点してしまう。「完璧」という不合理な価値観が、真綿で首を絞めるように、少しずつ自分を追い詰めていきます。

自分の力だけでやり遂げる。それ自体は決して悪いことではありませんが、世の中には完璧な人なんていません。だからこそ、お互いに助け合って生きているのです。力の入れどころと抜きどころをきちんと見極め、まわりの人に助けてもらったほうが、限られた時間を最大効率で使えるようになる。そんなふうに考え方を変えてみることをおすすめします。

053.
プランBでも「よしとする」

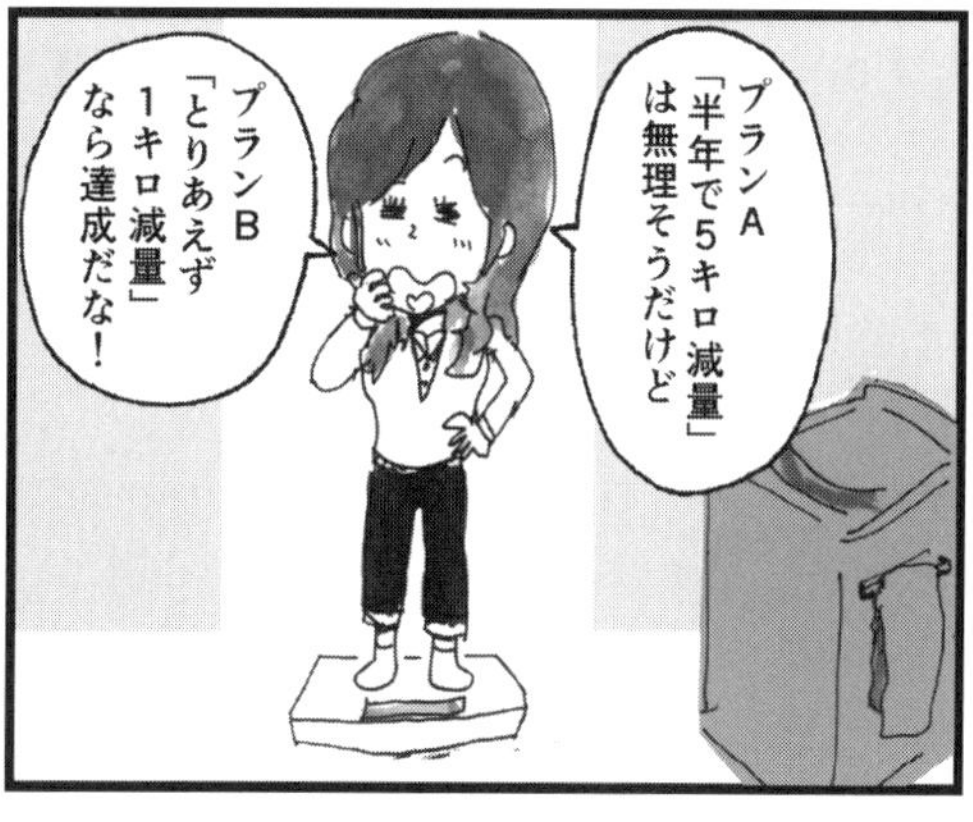
プランA
「半年で5キロ減量」
は無理そうだけど
プランB
「とりあえず
1キロ減量」
なら達成だな!

私たち外科医が手術をおこなうときは、あらゆるリスクを想定して手術計画を立てます。事前にあらゆる検査をおこない、手術の成功率を限りなく100%に近づける努力をしています。そのなかでベストの手術方法を決定し、実際の手術に臨みますが、じつは想定外のことが起こっても対応できるようないわゆる「プランB」も用意しておきます。

手術の難易度によっては、「(患者さんのために)手術を途中で終了する」というプランBを想定することもあります。このようなプランBを用意しておくことによって、手術中に想定外の事態が起きてパニックに陥り、頭が真っ白になってしまうことを回避でき、手術を冷静沈着に完遂することができます。

じつは、このような「プランB」は脳そのものの機能かもしれません。2017年にカナダ・クイーンズ大学の研究チームが、人の脳が常に問題への取り組みに際して無意識に複数の行動パターンを準備し、どんな状況にも対応できるようにしているということを発見しています。

勉強に限らず、運動やダイエットでも、やり始めたことを続けられる人と、すぐに投げ出してしまう人の違いは、**「選択肢が幅広いこと」**だと思います。突発的な用事が入ったり、仕事で疲れてすぐ寝てしまったりして、最初の計画通りに進まないというのはよくあることです。でも、真面目で几帳面な人ほど、はじめに立てた計画に固執するあまり、決めた通りに行動できないと、すぐに苛立《いらだ》ち、「もういいや」とすべてを放棄してしまいがちです。

今取り組んでいること、これから取り組もうとしていることで、最良の結果を出すには、成果を重視した計画を立て、それに沿って行動することが大切です。しかし、それと同じくらい大切なのが、計画通りに進まないことを見越した代替プランも用意し、対応態勢を整えておくことです。

そして、たとえできない日があっても気にしないこと。やれる範囲でベストを尽くせばいいんだと決めておくと、ずっとラクに行動を起こせるようになっていきます。

054.
先延ばししないほうが何百倍もラクにできる

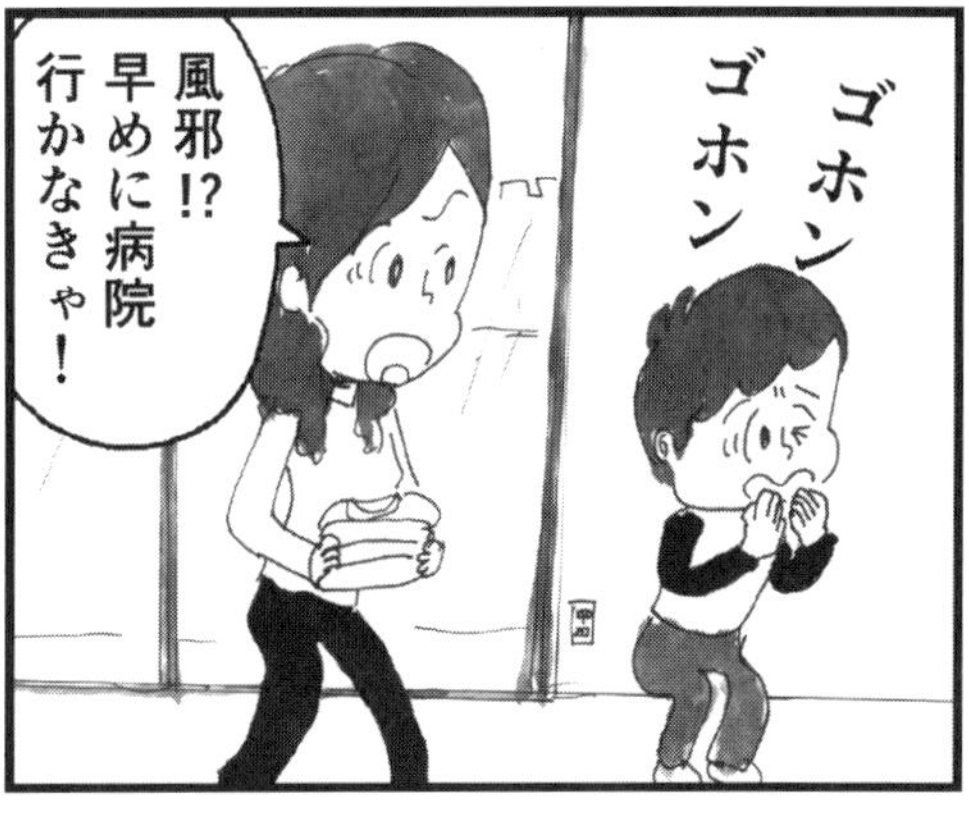

生活をしていればあたりまえですが、日々やらなければならないことは、自分の意に反してどんどん増えていきます。部屋やトイレの掃除、税金などの振り込み、出張報告書の作成や領収書の整理など、気が乗らないタスクもありますよね。

このような**単純作業はワクワクすることがないため、快楽の源であるドーパミンが分泌されません。**したがって、積極的に行動を起こそうという気になりません。

でも、よく考えてみてください。やらなければならないことを先送りにすればするほど、じつは時間的に損をしているのです。

たとえば、調子が悪く病院を受診することを考えてみるとわかりやすいでしょう。早く体調不良に気づき、医師の診察を受けておけばすぐに良くなるかもしれませんが、「病気が見つかるのが怖い」「時間がない」という理由や、「ほうっておけば良くなる」という根拠のない希望的観測で病院へ行かないとどうなるでしょうか。

早期発見早期治療。これが医療の原則で、勇気をもって行動をすぐに起こすことが、時間だけではなく、治療費の節約にもつながります。

整理整頓も同じことで、雑然とした部屋を片づけようと思うとかなりの意気込みと労力を必要とします。そうならないためにも、**使ったものはすぐに定位置へ戻す**といった地道な作業を習慣づけたほうが、一度にやるべき仕事の量が少なくなるので、ちょっとした労力で継続できます。

書類作業も後回しにすればするほど、デスクの上に山積みになってしまいます。乱雑なデスクのなかから資料を探す時間がもったいないですし、書類に書くべき事実関係を忘れてしまいます。記憶が確かなうちに早くとりかかったほうが結果として時間や労力を節約できるのです。すぐに行動を起こせないときは、このことを少し思い出してみてください。

055.
「したくない」ことはすぐにやめる

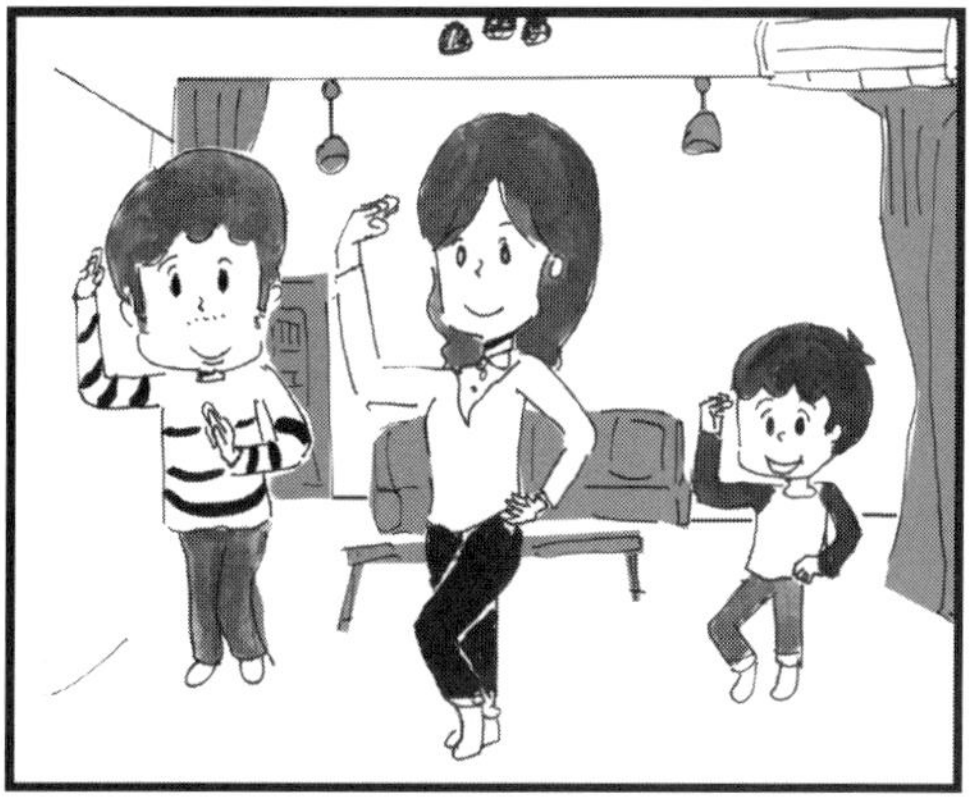

『逃げるは恥だが役に立つ』

海野《うみの》つなみ氏の漫画作品ですが、2016年に新垣結衣《あらがきゆい》さん、星野源《ほしのげん》さんらの出演でドラマ化され人気を博したので覚えている人は多いでしょう。

このタイトルは、もともとはハンガリーのことわざで、「Szégyen a futás, de hasznos.」というそうです。

ドラマ内でのセリフではこのことわざを、「うしろ向きの選択だっていいじゃないか。

恥ずかしい逃げ方だったとしても、生き抜くことのほうが大切」と説明しています。

「社会」に生きる私たちはいつのまにか他人の視線を気にして、やりたいことに踏み切れないことがあります。でも、本来、恥という感情は、モチベーションアップに使われるべきです。

「失敗すると恥ずかしいから練習しよう」「合格できなかったら悔しいから勉強しよう」というように行動力の源となるものなのです。ですから、チャレンジするのを恐れて過度に萎縮《いしゅく》することはまったくもって必要ありません。

逆に、スポーツジムや英会話スクールなど、「まわりのみんながやっているからやめられない」「これまで支払ってきたぶん、元をとらなければならない」といった気持ちでおこなっていないか、疑ってみることも大切です。

脳は「快」と感じるときのほうが活性化されますから、**不快感や強制的な認識をもっていることを続けると、脳の働きはどうしても鈍くなり、無気力になっていきます。**

「やめるは一時の恥」。不快なことを続けるよりも、「ここからの時間をどう使うか」を考えるほうが、脳は「快」状態になります。

その結果、もっと大きな「快」を求めて動き出せるようになるのです。

056.
嫉妬は「望む力」をつくりだす

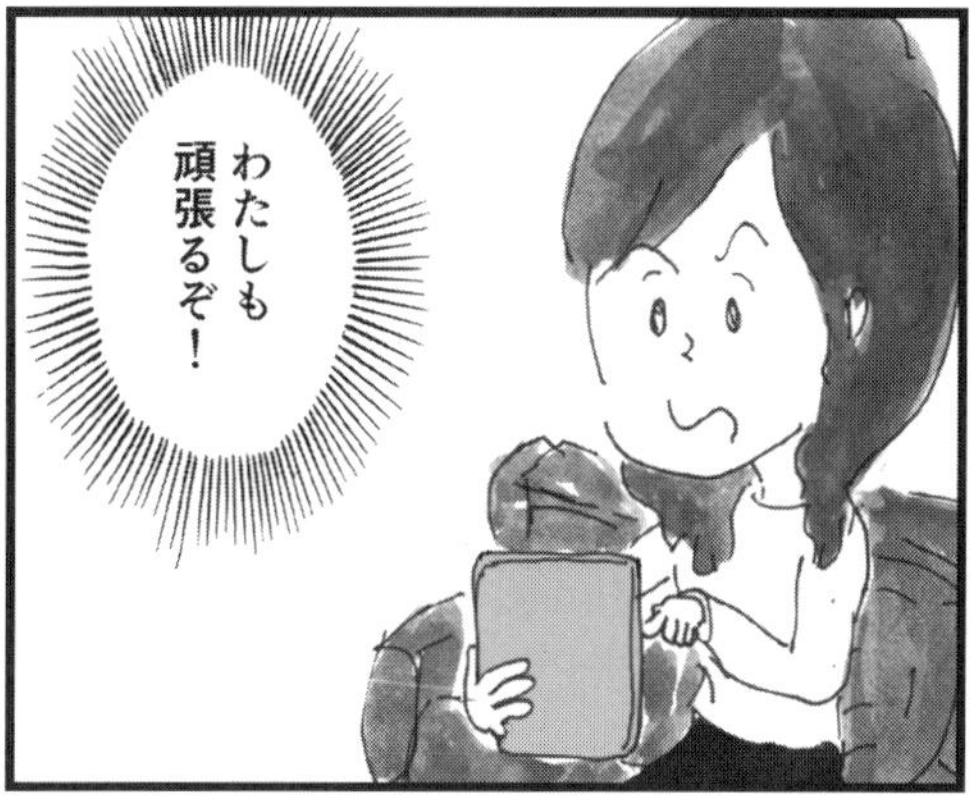

パソコンやスマホ、タブレットの普及とともに、Facebook や Twitter など、いわゆるSNS（ソーシャル・ネットワーキング・サービス）も発達し、人と人のつながりが大きく広がっています。

SNSを使えば、10年以上連絡をしていなかった同級生や、引っ越してしまってなかなか会えない友だちの近況を手に入れることができ、「つながり」を実感できます。しかしその一方で、SNSの発達により人と人の〝距離〟が近くなることで、弊害も生まれています。

たとえば、美味しそうな料理の写真がＳＮＳでアップされたのを見たとき、「あら、美味しそう！」とか「この店に今度行ってみたい！」というような感情ではなく、「私は食べられないのに……」とか「この人は、いつも美味しいものばっかり食べてうらやましい……」といった、ＳＮＳでつながっているがための「妬《ねた》み」の感情を抱いてしまうケースが増えてきているのです。

つまり、**人と人との〝距離〟が近くなることで、「隣の芝生は青い」という感情を抱きやすくなっている**ようです。

このような妬みという感情は、２００８年に発表された放射線医学総合研究所の論文によると、前頭葉《ぜんとうよう》の一部である前部帯状回《ぜんぶたいじょうかい》という、葛藤《かっとう》や身体的な痛みを処理する脳内部位が関与しているそうです。

では、この妬みの感情を上手にコントロールするにはどうしたらよいでしょうか。

まずひとつには、妬みという感情は、「うらやましい」という感情の裏返しであることがほとんどなので、妬みを感じる対象は、じつはそれが自分の望んでいるものだと意識することが大切です。

そして、その妬みの対象を自分の「目標」にすり替えることで、自らの行動に変化を与えていくとよいでしょう。

たとえば、友だちがハワイに行ったときの写真を見て妬んでしまったら、それは「ハワイに行きたい」という願望の裏返しなので、「ハワイに行けるように貯金する、仕事を片づける」というふうに、自分が実現可能な目標を設定して、実行するのです。

そうすれば、自分の抱く〝灰色な気分〟が、彩りのある前向きな気持ちへ変わっていくことでしょう。

ちなみに、前述の論文によると、妬んだ対象が不幸に陥ると、脳内の報酬系《ほうしゅうけい》が活性化され、脳内麻薬といわれているドーパミンが分泌されることが示唆《しさ》されています。いわゆる「他人の不幸は蜜の味」っていうやつですね。

となると、**他人の不幸を喜ぶということは、脳内で「中毒」を形成することがある**ので、これはやめたほうがよさそうです。

057.
ドーパミンが「よく出る」朝食のひと工夫

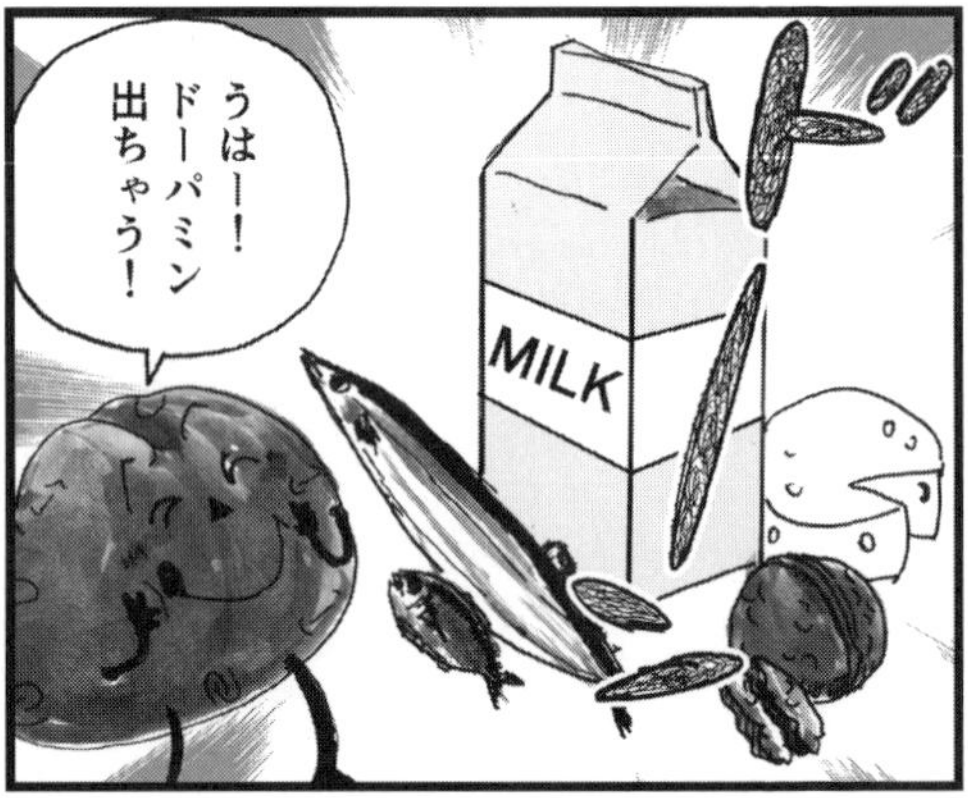

私たちのモチベーションをアップさせるドーパミンは、**チロシン**から生成されます。チロシンはアミノ酸であり、たんぱく質が分解されるとアミノ酸になります。ですから、チロシンは**高たんぱく質の食材**に多く含まれています。

大豆製品、鶏肉や赤身の脂肪の少ない肉類、くるみなどのナッツ類、チーズや牛乳などの乳製品、サンマ、イワシ、アジなどの青魚類がとくにおすすめです。

たとえば朝食で飲むスープを豆腐の味噌汁に変え、おかずとして納豆を添えるだけでもいいでしょう。そして、1杯の牛乳と焼き魚を加えればいうことなしですね。

第5章

集中できるようになる

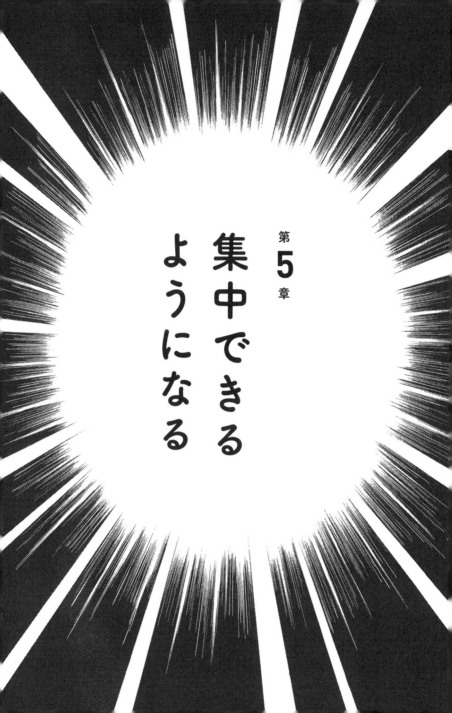

058.
ゆるんだほうがエネルギーを出しやすい

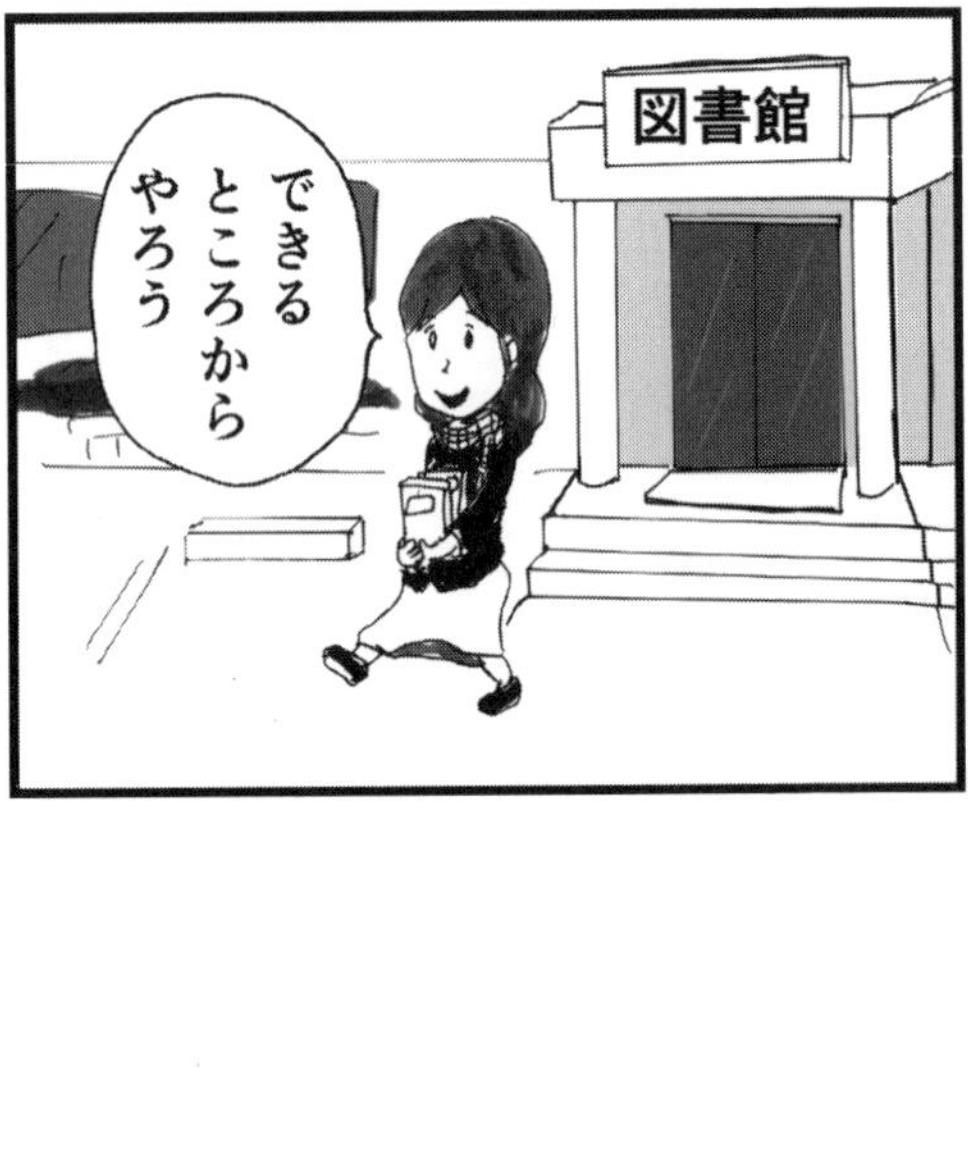

何か集中しているときに時間を忘れるような感覚を感じたことはありませんか？

かつて、あるプロ野球選手は「調子がいいときにはボールが止まって見える」とコメントしたそうです。このように集中しているときに時間の感覚がなくなるような状態を、アメリカの心理学者であるミハイ・チクセントミハイ博士は「フロー状態」と提唱しました。スポーツの世界では「ゾーンに入る」という表現をする場合もありますが、ほぼ同じ意味です。

フロー状態とは、仕事や何か作業をしているときに、エネルギッシュに集中し没頭して楽しむといった感覚に完全に入り込んでいるような精神状態のことをいいます。

では、このフロー状態に入るためにはどのようにしたらいいのでしょうか？

そのためには、**「リラックス」と「ストレス」を併せもつ**ことが必要です。

集中を必要とするのは、たいてい困難かつ重要な課題に取り組むときだと思いますが、「集中しなければ」と思えば思うほど「緊張」してしまったり、「失敗したらどうしよう」といった後ろ向きなイメージを抱いてしまう人は多いものです。

そのためまずは、自分自身がリラックスして動けるようにしてあげることが肝心なのです。

あるとき、サッカー日本代表・岡崎慎司《おかざきしんじ》選手のフィジカルコーチで「走りのプロ」である杉本龍勇《すぎもとたつお》さんに、ここ一番で早く走るためのコツを聞きました。

そのコツとは「笑いながら走る」ということ。笑いながら走ると、筋肉の緊張が取れるので、いつもより早く走ることができるそうです。

ですから、私たちも、「失敗してもなんとかなるでしょ」「うまくいったらラッキー！」「できるところからやろう」など、**リラックスできる言葉を自分にかける**ことがフロー状態に入る第一のコツといえます。

059.
ストレスを感じているほうが集中する

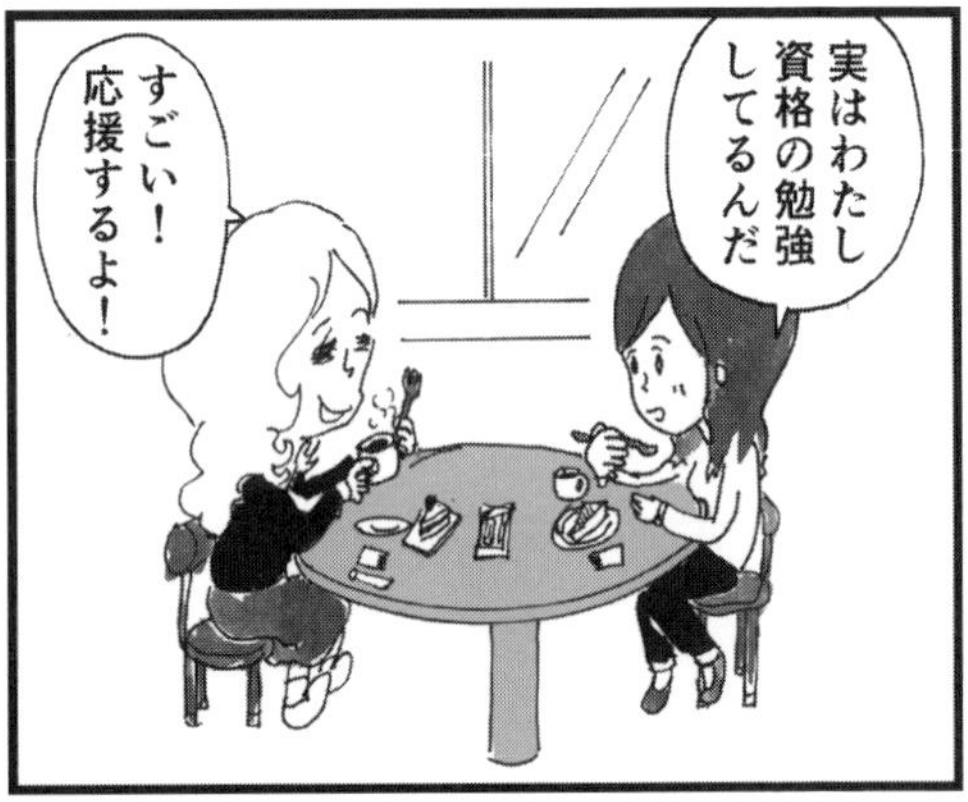
実はわたし資格の勉強してるんだ
すごい！応援するよ！

フロー状態に入るためには、「リラックス」と「ストレス」を併せもつことが大事だとお話ししました。

リラックスできれば集中しやすくなるのは直感でわかると思いますが、ストレスが必要なのは意外に思われた人が多いかもしれません。

ですが、普通にじゃんけんするのではなく、「このじゃんけんに負けたら1万円支払う」というストレスがあったほうが、真剣に向き合うようになりますよね。つまり、**過度**

のストレスはパフォーマンスの質を落としますが、適度なストレスは私たちのやる気を促《うなが》すのです。

このような法則は「**ヤーキーズ・ドットソンの法則**」と呼ばれていて、ストレスと学習活動の動機づけの実験で証明されています。

たとえばテストのとき、「今回の点数は評価に関係ないですよ」といわれたら、解答を見直すこともないと思いますし、適当に答えることさえあるかもしれません。しかし、「成績表につけます」といわれた場合は、それなりに集中して問題に取り組みますよね。

それと同じでプロ棋士のみなさんは、私たちの普段の遊びでの将棋と違い、リラックスしながらもその目の前の一戦に心から向かっているからこそ、集中力を持続できるのです。

ですから、資格取得の勉強に集中したいときなどは、仲のいい友だちに受験することを宣言し、軽いプレッシャーがかかる環境で取り組むほうが集中力が高まり、勉強がはかどるのです。

ストレスというものを毛嫌いせずに、適度な緊張感としてとらえ、自分の味方につけるとフロー状態に入りやすくなります。

060.

ルーティンでやる力を最大限に引き出す

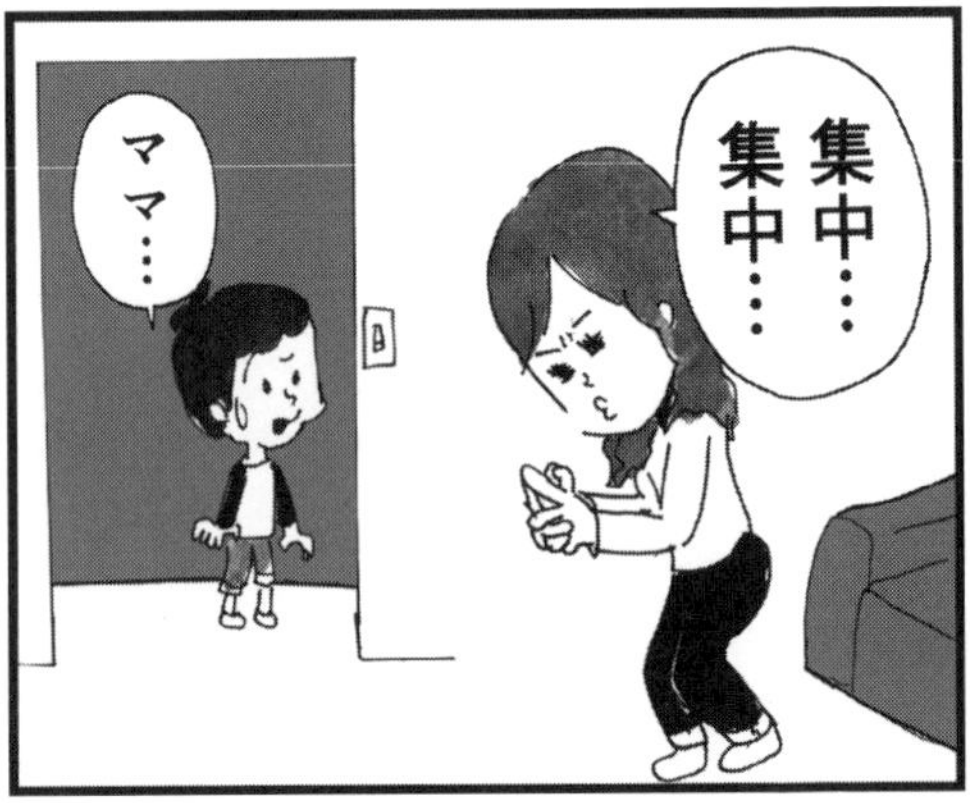

2015年のラグビーワールドカップで、ラグビー日本代表は強豪南アフリカ代表と対戦し、大方の予想を覆《くつがえ》して勝利しました。

実際にプレーをする代表選手だけではなく、スタッフ全員が一丸となってつかんだ勝利ですが、その原動力のひとつが、五郎丸《ごろうまる》歩《あゆむ》選手のプレースキック。テレビ中継でも大きく取り上げられることが多く、キックを蹴る直前の、両手を合わせて祈るような独特のポーズは私たちの目に焼きついていることと思います。

その独特なポーズのため、メディアなどでも注目されましたが、あれは単なるパフォーマンスではなく、キックの成功率を上げて試合に勝つために必要な動作のひとつなのです。

この一連の動作を心理学では**「プレ・パフォーマンス・ルーティン**（以下「ルーティン」）」といい、自らの能力を最大限に発揮しやすくしてくれる効果があります。

このルーティンをおこなうことで、結果の良し悪しを気にすることなく、一連の決められた行為を実行することに集中でき、望んだ結果につなげられます。もし失敗したとしても、ルーティンを見直すだけで、次の成功につなげることができるというわけです。

ルーティンと、いわゆる「ゲン担《かつ》ぎ」や「自己暗示」とは、似て非なるものです。ゲン担ぎや自己暗示などもパフォーマンスを高める効果がありますが、これらは自分でつくり上げた、いわゆる〝迷信的な神頼み〟の思考であり、望んだ結果が得られなかった場合、それを修正することが困難です。

一方、ルーティンは、自らの責任においてパフォーマンスの準備と実行をサポートする行動・発言・思考なので、望んだ結果が得られなかった場合、ルーティンをしっかりおこなったかどうかをチェックし直すことによって、次につなげることができるのです。

そんなルーティンですが、次の3つの点に注意して自分だけのルーティンをつくり上げてみてください。

1　「結果」ではなく、「過程」に意識を集中させる

最高のパフォーマンスを発揮するためには、結果を気にするのではなく、今、自分ができることに集中することが重要です。

五郎丸選手は、メンタルコーチと相談しながら、プレースキックにおけるチェックリストをつくったそうです。こうすることで、もし望む結果が得られなかった場合、ルーティンが完璧にこなせたかどうかをチェックすることが容易にでき、修正しやすくなります。

私たちはパフォーマンスの結果にとらわれがちですが、自分のルーティンを完璧にこなせたか否かが重要だと考えましょう。

2　重要な場面だけではなく、いつもおこなう

過去の経験を参考に、満足のいくパフォーマンスを発揮できたことを思い出して、ルーティンをつくり上げてみましょう。そして、そのルーティンを、重要な場面でもそうでない場面でも、コンスタントにおこないます。

ゴルフのショットやテニスのサーブの前などに、いつも同じようなルーティンを取り入れると、自分のパフォーマンスを最大限に発揮することができます。ただし、あまり複雑なルーティンにしてしまうと、スロープレイになってしまうおそれもありますからほどほどに。

3　やり方が人と違っていても、気にしない

ルーティンを取り入れているスポーツ選手で一番有名なのは、メジャーリーグのイチロー選手でしょう。

イチロー選手はバッターボックスに入る前にいつも、バットをまっすぐ垂直に立てる動作をおこなっていますが、渡米した当初は「ピッチャーに対しての挑発行為としてとられるかも!?」といわれた時期もありました。しかし、他人に何をいわれようとも自分のルーティンを根気よく続けた結果、偉大な成績を残せているのはご存じのとおりです。

いつもいざというときに失敗しがちな人は、自分だけのルーティンをつくり上げてみましょう。きっと自らのパフォーマンスを最大限に発揮することができるようになりますよ！

061.
気分が乗る「BPM」の曲を用意する

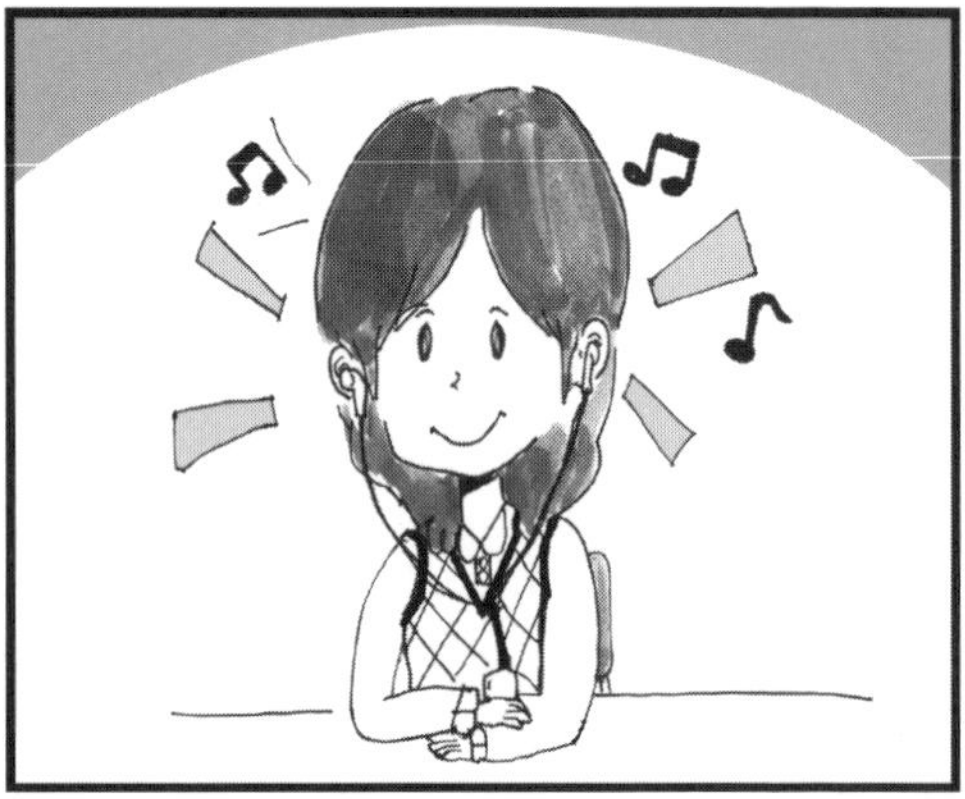

プロ野球の試合では、投手の登板時や打者が打席に入るときに「登場曲」を流します。有名なところでは、２０１６年に引退した広島カープの黒田《くろだ》博樹《ひろき》投手で、人気ロックバンドのB'zが書き下ろした「ＲＥＤ」という曲を使っていました。
また、読売ジャイアンツに在籍していた松井《まつい》秀喜《ひでき》選手は、ニックネームがゴジラだったので、登場曲も映画で用いられていた「ゴジラのテーマ」でした。わかりやすいですよね。
登場曲が流れると、選手自身も力が入りますが、応援するファンも熱が入り試合経過に集中することができます。また、肉体と肉体のぶつかり合う格闘技系の試合の前にもこのような登場曲をかけて試合を盛り上げます。

みなさんにもテンションが上がる曲が、一つや二つあると思います。

音楽は、私たちの鬱々《うつうつ》とした気分を変え、ストレスを解消して、集中力を高める効果があることがわかっています。スタンフォード大学の研究によると、**音楽は学習能力を高めるだけではなく集中力も高めてくれる**可能性が示唆《しさ》されています。

ドミトリー・カバレフスキーの「組曲『道化師』第2曲・ギャロップ」、ルロイ・アンダーソンの「トランペット吹きの休日」、オッフェンバックの「天国と地獄」など、運動会で使われるようなアップテンポの曲は、私たちの気分を高揚《こうよう》させてくれます。

鬱々として、目の前の仕事や勉強に気乗りがしないときには、**目安として150BPM以上の曲を選択する**とよいでしょう。（※BPMとは、Beats Per Minute の略称で、1分間に刻む拍の数を表す単位。）

逆に、「締め切りが近づいて焦《あせ》っている」「ミスを極力なくしたい」など、リラックスを主体に考える場合はスローなテンポの曲がおすすめです。

私たちの心拍数は1分間に60から80回程度なので、それに近いBPMの曲を選ぶと心地よさを実感できます。

062.
やる時間帯に1／fゆらぎを感じる

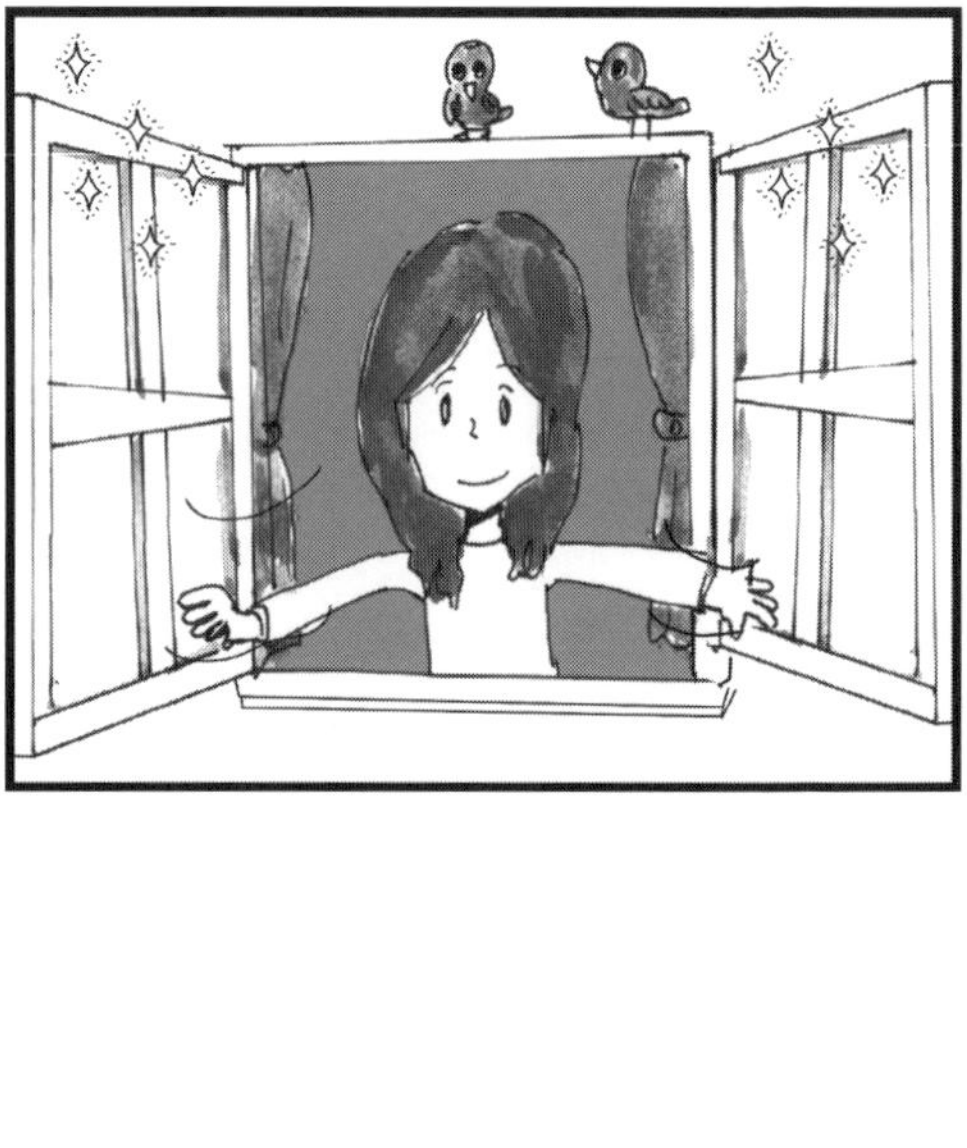

高原の風ってなぜあんなに気持ちがいいのでしょうか？
それは、扇風機の風とはちがい、そよ風は一定の強さではなく、強くなったり弱くなったり微妙に変化するゆらぎがあるからです。
そのゆらぎは、予測どおりに変化するだけではなく、予測に反した強弱をくり返すこともある。そのような変化を「1／fゆらぎ」と呼び、私たちに気持ちよさとか癒やしを感じさせるのです。

この1／fゆらぎは、自然界のさまざまな場所で見つけることができます。たとえば、しとしとと降る雨の音がそうです。なぜか不思議と、雨音を聞いていると穏やかな気持ちになって、寝つきがよくなるという人もいます。そよ風も雨音も全体からみるとリズムがあるけれど、メカニカルな規則正しい音ではなく、だからといって完全にランダムな音の集合でもない。この絶妙な居心地のよいリズムが「1／fゆらぎ」なのです。

この「1／fゆらぎ」は、じつは私たちの体内にも用いられていて、心拍のリズムや呼吸のリズムもそうなのです。ですから、**「1／fゆらぎ」によるリズムは自然界にある音と私たちの体にある音と同調し、癒やされ心が落ち着いてくる**のです。

1／fゆらぎの研究で有名な物理学者の武者利三《むしやとしみつ》・東京工業大学名誉教授は、古今東西、多くの人々がモーツァルトの曲を聞いて感動する理由は、生体リズムと同じ「1／fゆらぎ」が曲のなかに潜在しているからではないかといっています。

部屋にこもってタスクに取り組むときは、この生体のリズムと同調する「1／fゆらぎ」を取り入れるといいでしょう。たとえば、窓を開けて、風を感じながら仕事に取り組んだり、聞こえてくるかすかな鳥のさえずりや虫の鳴き声に耳を傾けてみると、心の充電ができて課題に積極的に取り組むことができるでしょう。

063.
集中力を失わせるものを意識する

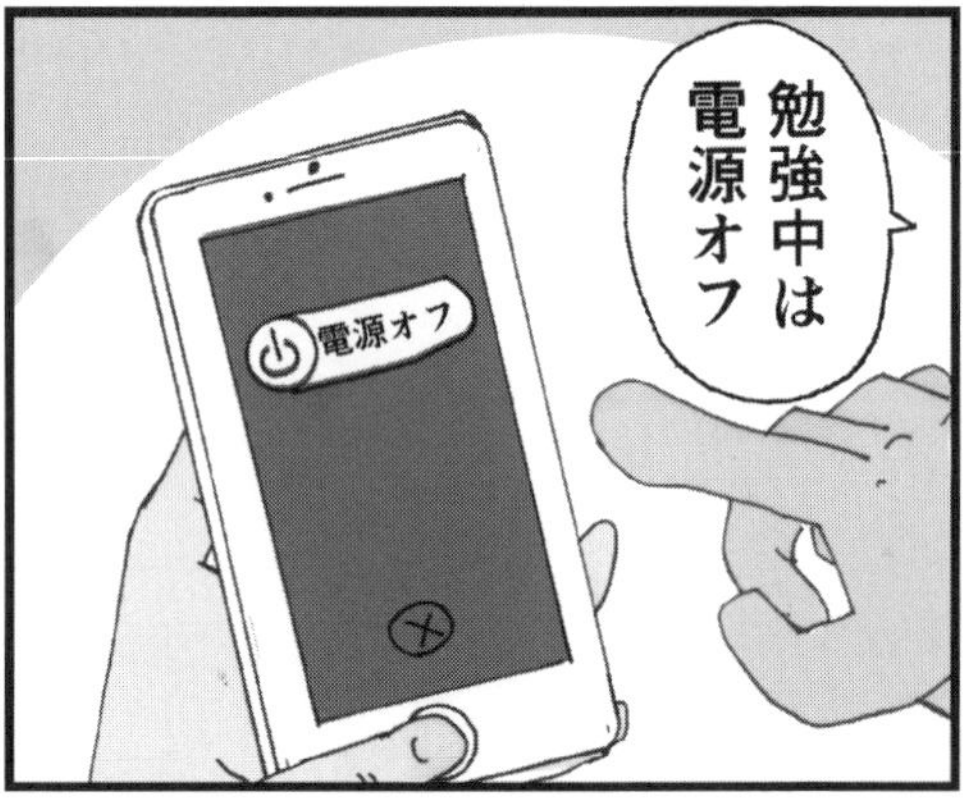

私たちの脳は外敵からの攻撃を察知できるようになるべく目の前のことに集中せず、注意力を分散しています。触覚、嗅覚、視覚、あらゆる感覚を研《と》ぎ澄まし、まわりの情報を収集しています。ですから、目の前の作業に集中しなければならないときには、きちんと環境を整えないとなかなかうまくいかないのです。

そこで、集中しやすい環境づくりのコツをお話ししていきましょう。

1　歌詞重視の曲は選ばない

音楽を上手に使えば、目の前のタスクを効率よく仕上げる助けとなります。とくに、話し声が大きかったり、工事中の騒音がしたり、雑音に気を取られるような場所で作業をしなければならないときには、周囲の雑音を音楽が遮断《しゃだん》してくれます。

このような現象は「マスキング効果」と呼ばれています。ヘッドフォンをつけて大音量で聞かなくても、スピーカーからの小さい音でも効果があります。ヘッドフォンの大音量は難聴になる危険性が高いので適切な音量で使用してください。

また、逆にシーンとしたところにいることを恐怖と感じる人もいるでしょう。静かすぎるところにいると、時計の秒針の音や自分の心臓の鼓動、ジーンというような耳鳴りが気になってしょうがなくなることがあります。その場合は、小さい音量で音楽を流したり、人の気配がある図書館や静かな喫茶店で作業するのがよいでしょう。

とはいえ、音楽が気を散らすパターンもあるので要注意。それは歌詞をしっかりと聞かせるようなタイプの曲です。鼻歌が出る程度であれば、リラックスできているので集中力は高まっているといえますが、歌詞の意味をついつい考えたくなるような〝聞かせる音楽〟は、勉強中や仕事中には不向きです。

2　スマホのスイッチはオフに

「情報の豊かさは注意の貧困をもたらす」。1978年にノーベル経済学賞を受賞したハーバート・サイモン氏の言葉です。連絡手段として日常的に使われるスマホは、作業を中断させられる可能性を高めるので、締め切りが迫っている仕事に集中したいときなどには、電源をオフにしてしまいましょう。また、集中して仕事に取り組みたいときは、「メールチェックは出勤時と退勤時だけ」といったルールを設定しておくのもおすすめです。

3　快適さにこだわる

暑すぎず、寒すぎず、適温が望ましいです。室内環境を専門とする温度計・湿度計の製造販売メーカーの株式会社クレセルは、冬は「室内温度：18～22度、室内湿度：45～60%」、夏は「室内温度：25～28度、室内湿度：55～65%」が快適と感じる範囲としています。エアコンの温度設定は、室温を反映していないことが多いので、温度計、湿度計を利用しましょう。

また、リラックスできる洋服でいることも重要です。ウエストがきついズボンや重すぎるごわごわした洋服は避けてください。椅子も、硬すぎず、高さが変えられるものがよく、体形に合わせて選びましょう。

064.

ごちゃごちゃした机は精度と速度をさげる

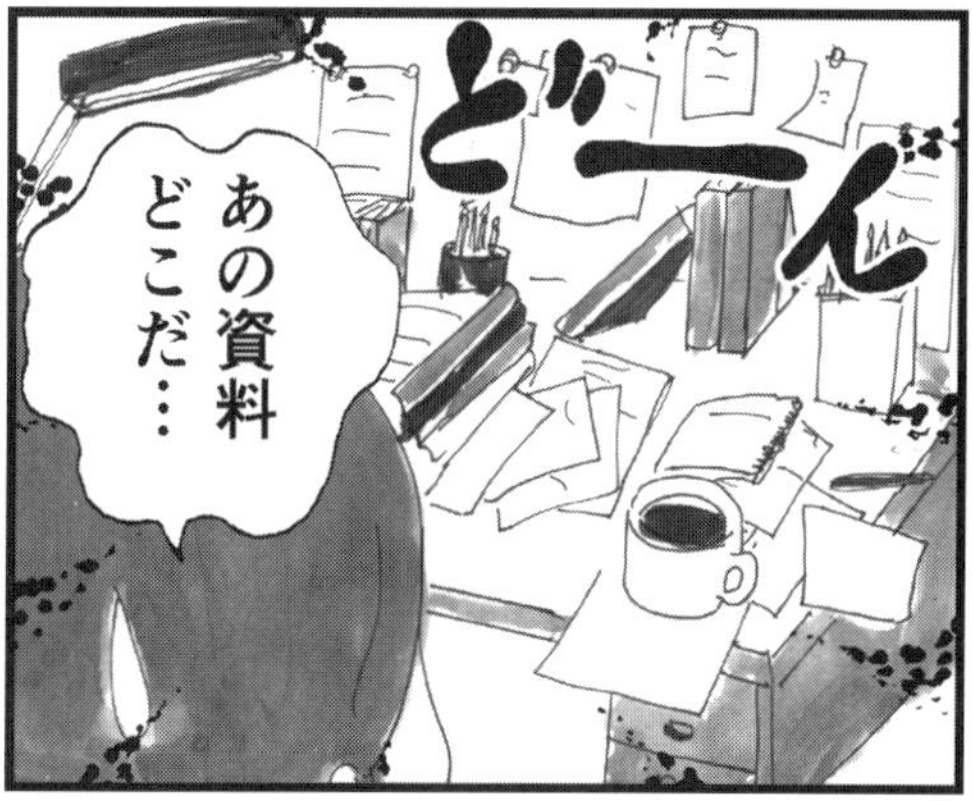

みなさんの机の上は整理されていますか？　それともごちゃごちゃしていますか？
仕事や勉強をはかどらせたいのであれば、絶対に整理整頓をしておくほうがよいでしょう。モノがあふれていると、単純に机の面積が減って、作業がやりにくくなるだけではなく、**脳に入ってくる視覚情報が多すぎて脳内の作業スピードが落ちてしまいます。**
私たちの脳はシングルタスクなので、視覚情報を処理しているときは他のことに脳の力を使うことができません。

さらに、整理されていない机は、「あの資料、どこいった⁇」とか、「修正液がない‼」など、今すぐに必要なものを探す労力が無駄な時間につながります。ましてや、「明日会議に持ってくるように」と言われた資料が、机の上で見つからなかったら目も当てられません。

とはいっても、なかなか常に机を整理整頓しておくのは苦手という人が多いと思います。そんな方のために私がおこなっている2つのルールをお教えしましょう。

1　モノの置き場所を決め、すぐそこに戻す

駐車場に車が整然と停めてあるように、決まったところに必ず戻せば散らかりません。ボールペン、ステープラー、蛍光マーカー、ハサミなどあなたにとって必要な文房具は決められた場所へしまうこと。

2　紙の資料は平置きにせず、立てる

平置きにすると際限なく上に積み上げることができてしまいますし、下にあるものを取り出すときに積み上げた資料が崩れることを考えると、本棚にしまうように立てて保管するほうがいいですね。立てると、最大限机の幅までしか置くことができないので、定期的に資料を捨てる習慣がつきます。

065.
青系のモノに囲まれるほうがよっぽどいい

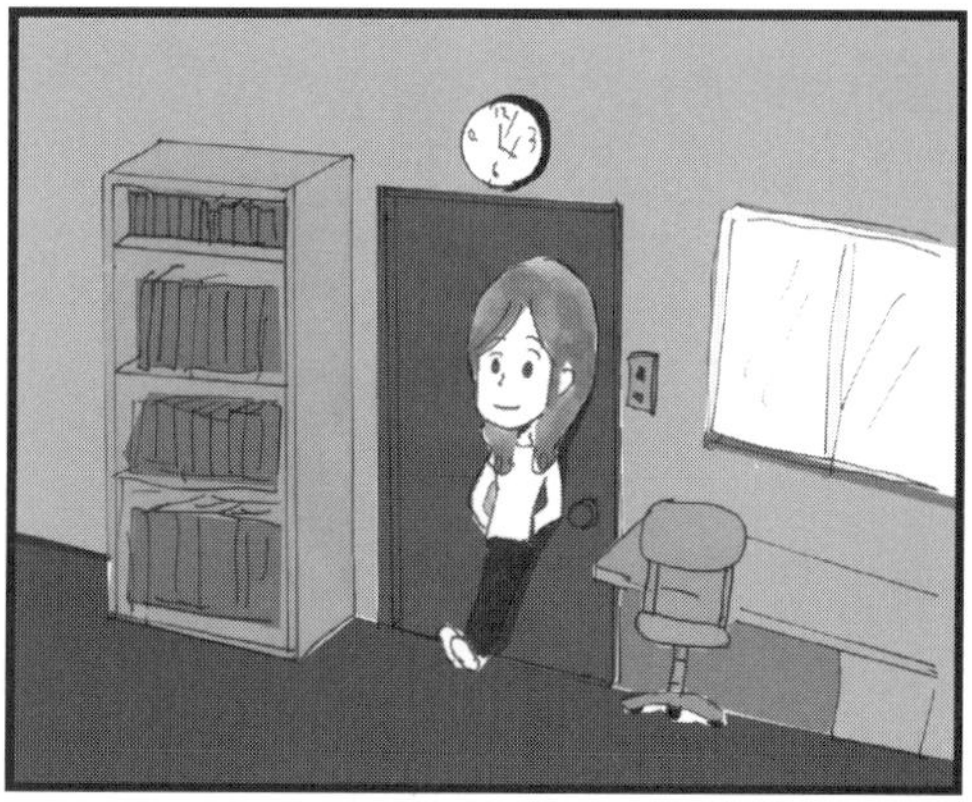

「青の防犯灯で犯罪率が下がる!?」

イギリス北部スコットランドのグラスゴー中心部のブキャナン通りで、景観改善を目的にオレンジ色の街灯を青色に替えたところ、犯罪が激減するという現象が起きたと、２００５年にあるテレビ番組で報じられました。

青い防犯灯の効果で本当に犯罪率が下がったかどうかは諸説ありますが、色と私たちの気分や身体能力の相関関係を調べた研究は相当数存在しています。

そして、そうした研究の多くが、赤い色が血圧や呼吸速度を高め、筋肉緊張を増大させることを示しています。

ロチェスター大学の心理学者アンドリュー・エリオット博士らが、色を見たあとの作業速度や握力などを調べるため、数十名の大学生に、まず赤または灰色で書かれた数字を読みあげたあとに、金属の留め金を開けさせ、次にパソコン画面の背景色を赤、灰色、青にし、そこに表示された文字を見たあと、ハンドグリップを握らせて反応速度と握力を測った結果、どちらの実験でも赤を見たときに力が発揮されることがわかりました。

こうした結果を利用すれば、極度の集中や瞬間的能力の発揮を必要とするスポーツ競技などでは有利になる色といえそうですが、**赤色は勉強には不向きな色だ**との指摘があります。

エリオット博士らがおこなった別の実験によれば、IQテストの問題冊子の表紙だけを白、赤、緑に変えて試験をおこなったところ、赤い表紙でテストをした生徒だけが平均20%も成績が下がったことがわかりました。この結果、赤は体の反応を強化させる反面、赤から連想される「脅威」が不安を引き起こし、集中力を低下させる働きもあることが明らかになったのです。

もちろん、色に対する反応は個人によって異なりますが、赤にはこのような傾向があるのに対して、**青には血圧や呼吸、脈拍を下げ、筋肉の緊張を和らげる作用がある**といわれています。たしかに、南の島の青い海、青い空を思い描くだけでも心が落ち着いて癒やされますよね。

この考えに基づけば、集中力だけでなく冷静さや持続力も必要とする作業をするときには、赤よりも青を基調としたものをうまく使うほうが有効であるといえそうです。

カラーキュレーターである七江亜紀《ななえあき》さんの著書『明日、微笑むために色を味方にしよう』によると、仕事の集中力を高めるには、デスクまわりの小物やペン、マウスパッドなどを「青」に統一するのがおすすめとのこと。青のなかでもより落ち着いた青や紺色に近い色が集中力を増してくれるそうです。

色による気持ちや行動の変化は、その人がもっている遺伝的要素や過去の経験、そのときの気分などが複雑に影響するため、いつ誰にでも起きるものではありません。信じれば、大きく変わる可能性がある、といった感じでいろいろ試してみてはいかがでしょう。

ちなみに、気分が落ち込んだときに「ブルーになる」と表現することがありますが、これはネガティブなことではなく、自分を冷静に見つめ直すチャンスであったり、心を落ち着かせて自分のペースを取り戻すといった意味合いでとらえるといいでしょう。

066.

ダークチョコを間食するだけで成果があがる

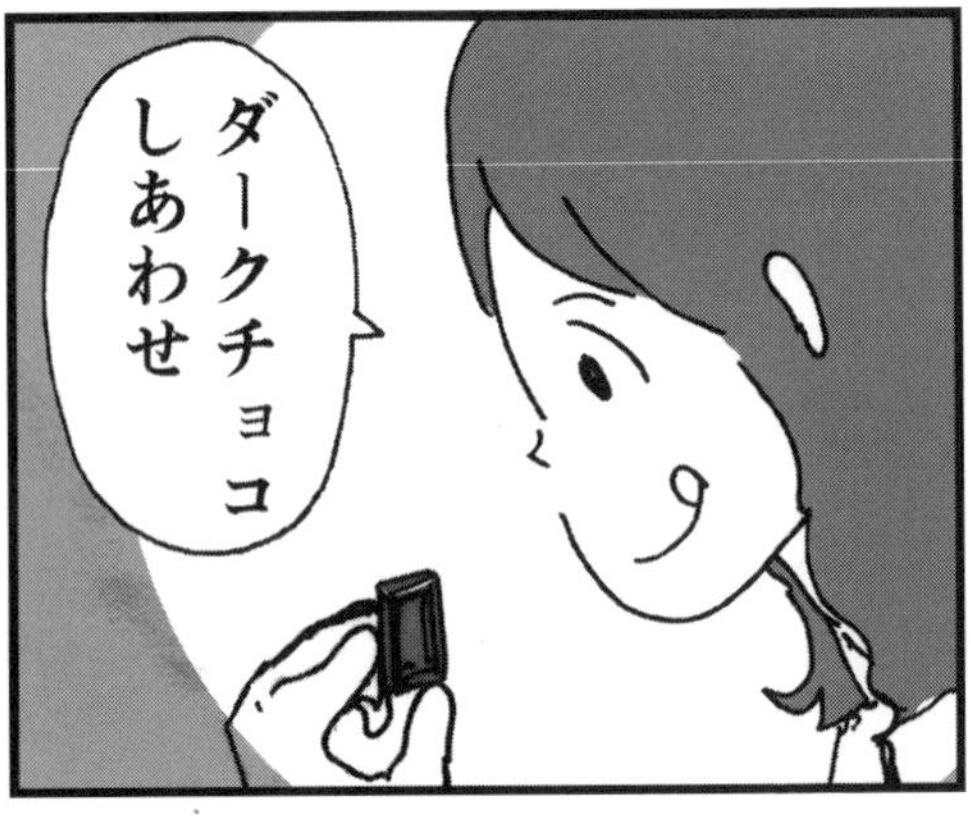

コロンビア大学メディカルセンターがマウスを対象におこなった研究では、カカオから抽出したフラバノールが記憶に関連する脳部位である歯状回《しじょうかい》の働きを良くすることが明らかになりました。

この研究では、50歳から69歳の健康な人たちを2群に分け、一方にはフラバノールを１日９００mg、もう一方には１日10mgを、３か月にわたって摂取させました。そして、対象者の脳の画像診断と記憶力のテストをおこなって、フラバノールが記憶の働きにどの程度影響を及ぼすかを見ました。

するとフラバノールを900㎎摂取していた人たちの脳では、歯状回の働きが良くなっていたのです。その程度はめざましく、試験開始時の脳の状態を「60歳程度」とすると、これらの人たちの3か月後の歯状回は、30〜40代と同じくらいの働きをしていたそうです。つまり3か月で20歳も若返ったことになります。

ただし、多くの研究でカカオは健康にいいといわれていますが、どんなチョコ製品でもいいわけではありません。おすすめは、**カカオが70％以上含まれたダークチョコ**。カカオの割合が高いほどフラバノールや抗酸化物質が多く含まれているからです。

スーパーやコンビニで売っている一般的なチョコ製品は、糖分や乳脂肪分が多く、口当たりがまろやかになっています。こういったチョコはカカオ含有量が70％以下のことが多いので、なかなか健康効果は望めません。チョコ製品を選ぶときはパッケージをよく見て、カカオが70％以上含まれているものを選びましょう。

ちなみに、カカオは幸福感をもたらす神経伝達物質「アナンダミド」を含む唯一の食べ物といわれています。チョコレートを食べて幸せな気分になるのは納得できる話ですね。

067. 太りにくい「おやつ」でより集中できる

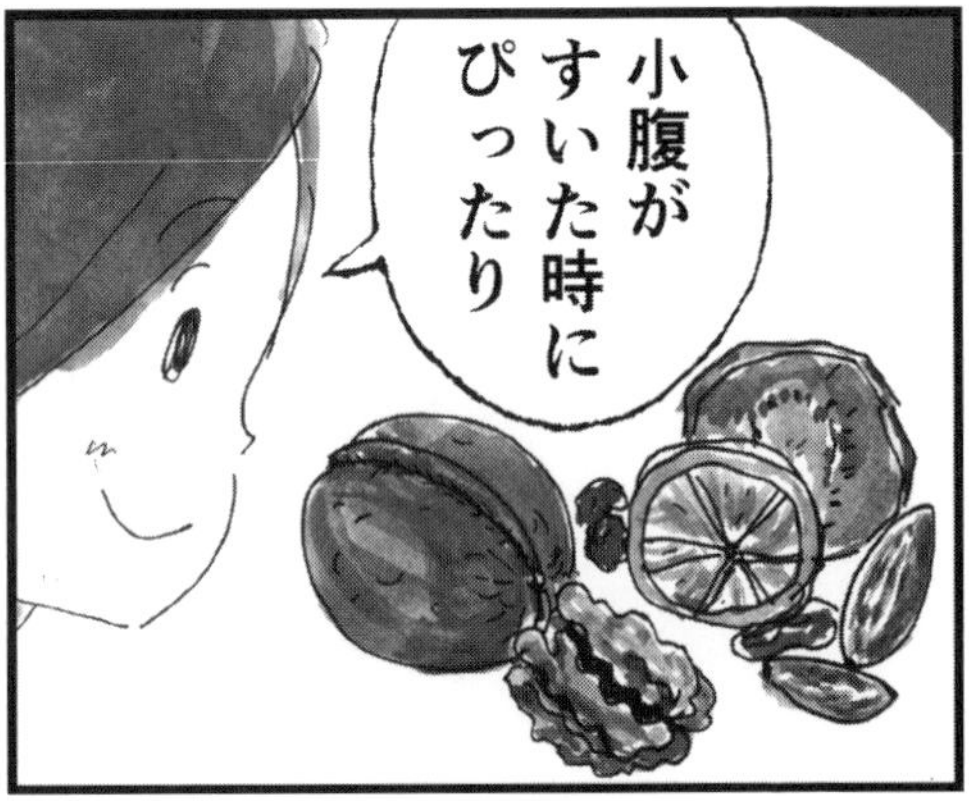

作業中に小腹がすいたときはナッツやドライフルーツもおすすめです。手を汚さずに手軽に摂れるので、作業中にぴったりです。

アーモンドにはビタミンEが多く含まれています。ビタミンEには、血液中の中性脂肪を減らす働きや、血行を良くする働きもあります。また、精神安定作用があるといわれる亜鉛《あえん》を多く含んでおり、それだけではなく、学習能力を向上させる働きもあるといわれています。したがって、試験勉強中の人などは、亜鉛を摂取すれば記憶力が上がって、勉強によるイライラも解消することができるかもしれません。

また、**クルミ**には、悪玉コレステロールの値を低下させる「オメガ3系」という脂肪酸が含まれています。クルミを一掴み（約28g）食べると、1日に必要とされるオメガ3を十分摂取することができます。

ドライフルーツは、エネルギー源となるブドウ糖を素早く補給でき、ミネラルや食物繊維も豊富。とくにパソコン作業などでデスクワークが多い人は目が疲れやすいでしょうから、ブルーベリーに豊富に含まれているアントシアニンを摂取することをおすすめします。

そしてドライフルーツのもうひとつのメリットは、よく噛《か》んで食べる食材だということ。たくさん噛むことで脳の満腹中枢が刺激され、満腹になったという信号が発信されるため食べすぎを防いでくれます。ただし、ドライフルーツ自体にカロリーがありますから、食べすぎにはご注意ください。

ちなみに、私たちには太りにくい時間帯があります。BMAL1（ビーマルワン）という、時計遺伝子の一種があり、脂肪を蓄える・消費するメカニズムに関連していると考えられています。

この遺伝子は、**14時くらいがいちばん働きが鈍くなる**ので、その時間に食べると太りにくいといわれています。間食の時間もそれに合わせると太りにくくなるかも⁉

068.

スタバのコーヒーは「1日3杯」までにしておく

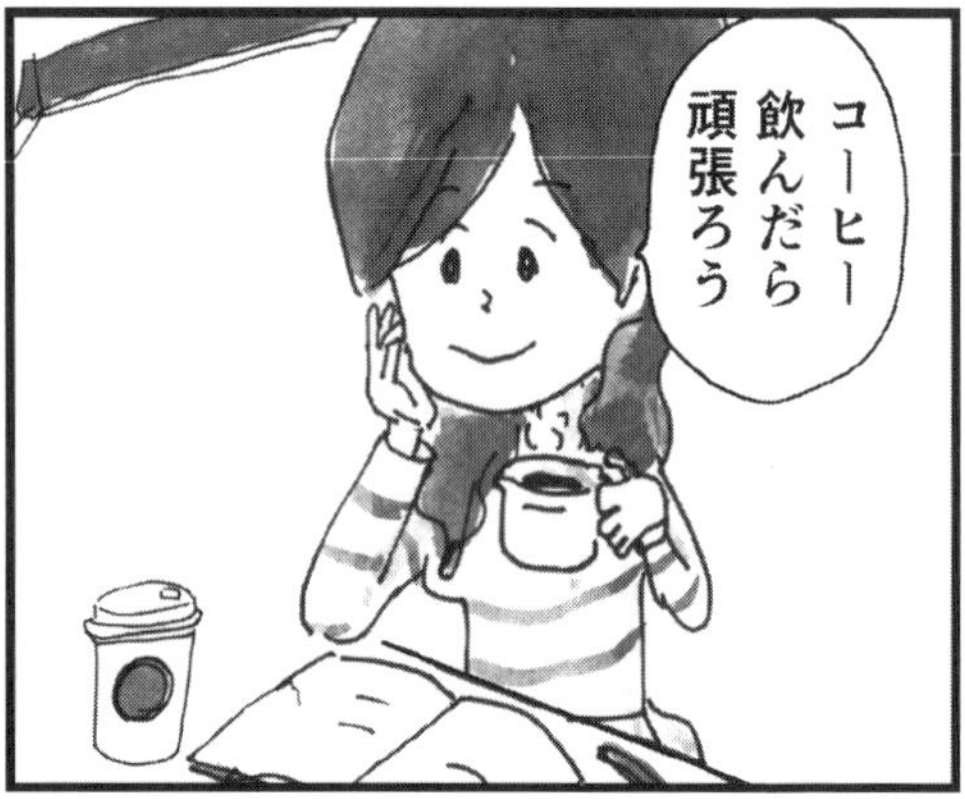

みなさんは学生のとき、試験前に眠気覚ましとしてコーヒーを飲んだり、疲れがたまってしんどいときにコンビニで「エナジードリンク」を買ってやる気を「チャージ」したことはありませんか?

これらのドリンクに含まれているカフェインの有名な効果として、**覚醒作用**があります。そのほかにも、尿意を感じさせたり、胃酸を増やしたり、疲労感を軽減させたりする作用があり、じつは片頭痛《へんずつう》の治療にも使われることがあります。

カフェインは適切に使えば、一時的にやる気をチャージしたり、集中力をもって課題に取り組むことができたりと、効果は限定的ですが有効です。しかし、カフェインに頼りすぎると体に悪影響を及ぼすことがあるので注意が必要です。

2015年12月、カフェインを含むエナジードリンクを飲んでいた九州地方の20代男性が、国内で初めて「カフェイン中毒死」したと福岡大学法医学部法医学教室が報告したニュースを覚えていますか？　私たちに身近な飲み物に含まれているカフェインで亡くなるというニュースは大変衝撃的でしたね。

どんな物質でも、人体に影響のある物質が許容量を超えて取り込まれ、体に悪影響を及ぼすことがあり、それを「中毒」といいます。

中毒には大きく分けて、一度に大量の物質を摂取したときに生じる「急性中毒」と、少量の物質を長期間摂取したときに生じる「慢性中毒」の2種類があります。

カフェインは体内で速やかに分解されるので、ちょっとやそっとの量で死に至るような急性中毒になることはありません。しかし、体内で分解できないような成分、たとえば鉛や水銀などの金属性のものであれば、少量の摂取をくり返すと徐々に蓄積されていくため、慢性中毒となります。

では、カフェインをどのくらいだったら摂取しても大丈夫なのでしょうか？

２０１１年に食品安全委員会が策定したファクトシートに、どのくらいの量の摂取であればカフェインは安全かという目安が発表されています。

それによると、カナダ保健省では、

- **成人：４００mg／日以下**
- **妊娠可能な年齢の女性：３００mg／日以下**

を推奨しています。

コーヒーのカフェイン含有量は１００mℓあたり約60mgですから、７００mℓくらいまでにとどめたほうがいいということになります。

スターバックスの「ショート」は２４０mℓ入っているので3杯まで、「トール」だと３５０mℓなので２杯までということになります。（※ちなみに、カフェインはコーヒーだけではなく、紅茶、緑茶、烏龍茶、ほうじ茶や栄養ドリンクにも含まれています。ただし、家庭でよく飲まれる麦茶にはカフェインが入っていません。）

「やばい、それ以上飲んでいる……」と思った人も多いと思いますが、致死量まで飲むには5～10gほどのカフェインが必要です。カフェインは摂取後3～4時間で血中の濃度が半分になりますから、**極めて短時間にコーヒーを１００杯以上飲んだら危ない**という計算になります。

普通にコーヒーやお茶を飲んでカフェインを摂取するだけでは中毒死になることはほとんどありえませんが、体の機能が衰えていてカフェインを分解できなかったり、ドリンク以外に「錠剤」のカフェインを併用すると体への悪影響を考えなければなりません。

とてつもなく忙しく急いでいるからといって、時速200㎞で車を運転するのは大変危険な行為で、法定速度を必ず守らなければならないように、カフェインなど薬剤の大量摂取は危ないことだと肝に銘じ、正しい用法用量で使用するようにしてください。

カフェインにかぎらず「薬」は適切に使用すればすばらしい効果を発揮しますが、使用方法を間違うと「毒」になります。「薬」と「毒」は表裏一体の関係なのです。

もし、眠気覚ましを使わなければならないほど仕事や勉強に追われているのであれば、今、自分が抱えている問題を一度整理してみましょう。

また、昼間の眠気が多く、眠気覚ましとしてカフェインを使用している人は、じつは不眠症であったり、睡眠時無呼吸症候群という病気である場合があるので、近くの医療機関を受診することをおすすめします。

069. ひとり言はもう一人の自分との対話になる

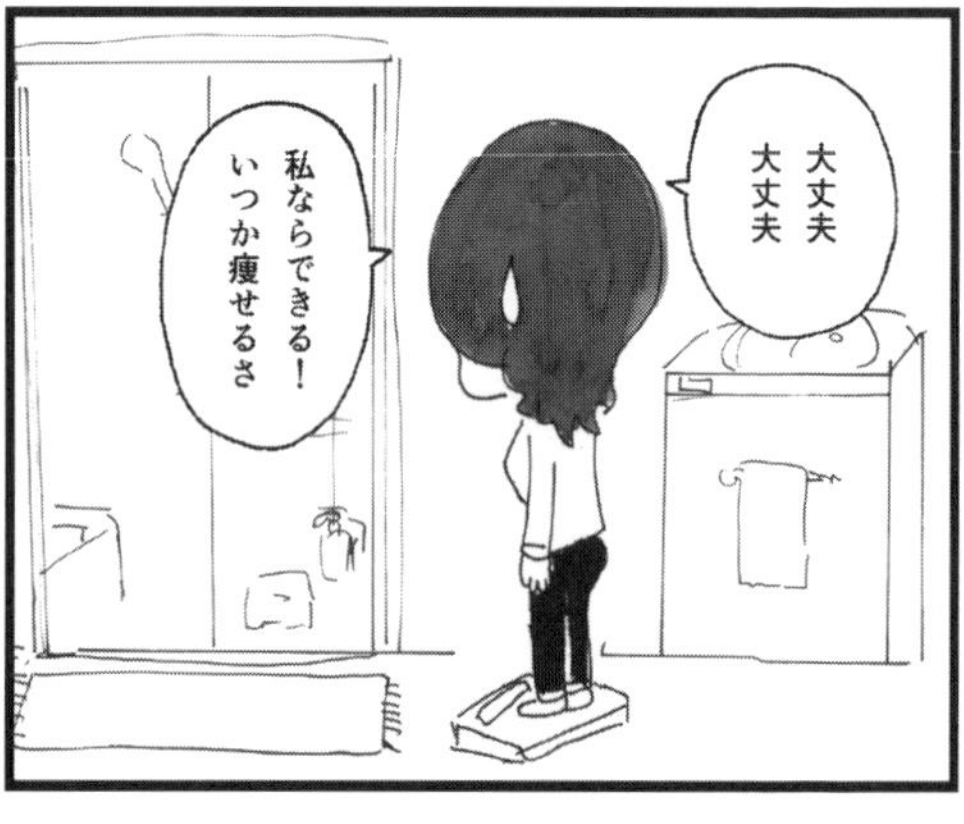

みなさんはうっかり、ひとり言を発してしまっていることはありませんか？
つい発してしまったひとり言を家族に聞かれたり、職場の同僚に聞かれたりして、恥ずかしい思いをした経験はけっこうあるのではないでしょうか。
でも、ひとり言は、自分の気持ちを再確認するために発するもので、気持ちを鼓舞《こぶ》したり、落ち着かせたりするために有用なものと私は考えます。
たとえば運動をしているときに、「もっとできる！」と自己暗示をかけたり、「うおおお！」と大声を出したりすると、身体能力が上がることがわかっています。これを「**シャウティング効果**」といって、身体能力や集中力を一時的にアップさせるアドレナリンを出す効果があります。

このようなひとり言は、運動中だけではなく、仕事で何か困難にぶつかったときにも効果があります。「簡単にあきらめない！」「俺ならできる！」と口に出して自己暗示をかけると、苦しい状況を打開できる可能性が高まるでしょう。

一方で、「また、間違っちゃったよ……」「なんで俺が怒られるんだ……」というように、ネガティブな気持ちがつい、ひとり言として出てしまうこともあるでしょう。

これは、**自分の受けたショックを和らげるための行動**なので心配ありません。自分のほかに〝もう一人の自分〟をつくり、その自分と対話することにより、精神的に落ち着かせる効果が期待できます。

ただし、このようなひとり言が増えるということは、そもそも心に大きなストレスがかかっていることが多いので、ゆっくり休んだり、何か違った作業をしたりして、自分の気持ちをリセットさせましょう。

さらに、「また、間違っちゃったよ……」「なんで俺が怒られるんだ……」ではなく、「今度はうまくいくようにしよう」と口に出せるようになると、「成功する自分」のイメージを強調できるので最高ですね。

070.
β-エンドルフィン分泌が苦痛を鈍らせる

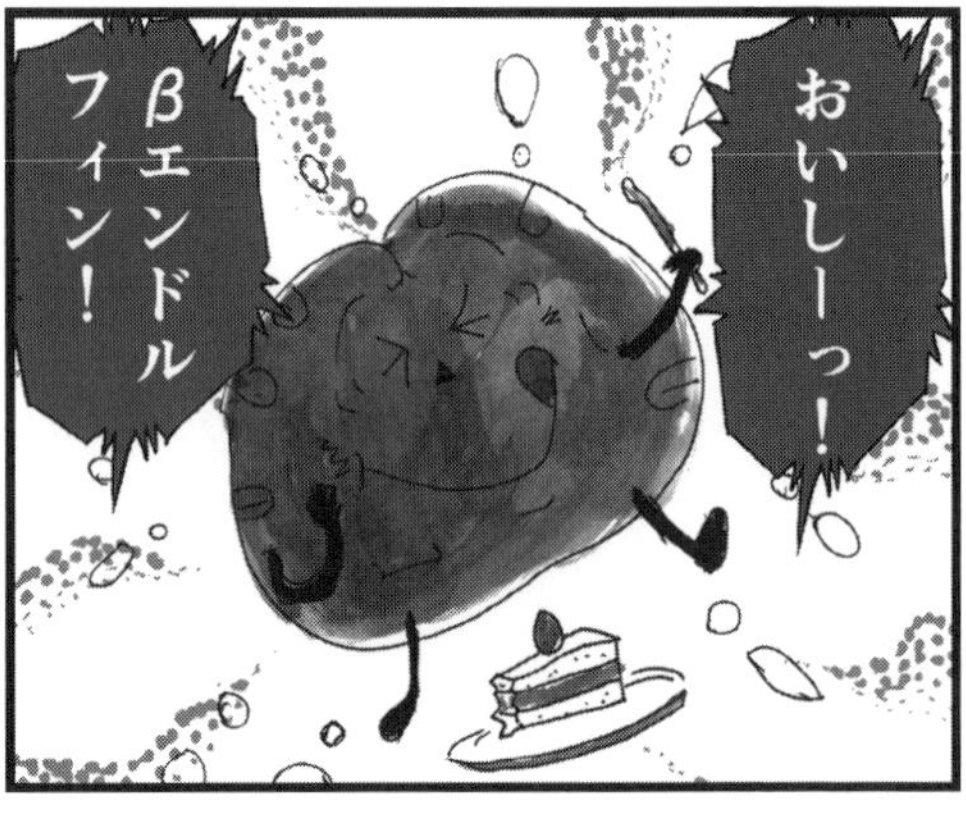

β-エンドルフィンは、脳内で働く神経伝達物質「エンドルフィン」のひとつで、麻薬に指定されているモルヒネの数倍の鎮痛《ちんつう》効果があり、気分が高揚《こうよう》したり幸福感が得られるという作用をもつ物質です。

たとえば、マラソンなど肉体的に非常に苦しい状態が一定時間以上続くと、脳内でそのストレスを軽減するためにβ-エンドルフィンが分泌されます。それによって、「ランナーズハイ」と呼ばれる現象が出現し、なんだか気持ちいい感覚をおぼえ、陶酔感として自覚します。

またβ-エンドルフィンはセックスやおいしいものを食べたときなどにも分泌されることがわかっています。

日頃運動をしていない人でも、運動後はこのβ-エンドルフィンが増えます。そして、継続的にトレーニングをおこなうと、分泌されるβ-エンドルフィンの量が増えていきます。

そのため、**最初はほんの少しの運動でつらいと感じていても、トレーニングを続けると、同じ量の運動がつらくなくなっていくのです。**

これは勉強でも同じことがいえるでしょう。始めて間もないころは、「よくわからない」「なかなかできない」と思うことが多いかもしれません。でも、そういう状態になっても気にせず、「あとちょっとがんばってみる」。ゆっくりとでもいいから続けるのです。

根気よく続けていけば、今までにできなかったことができるようになったとか、自分の理想に近づいたと感じたり、成長を実感するようになっていきます。するとβ-エンドルフィンが分泌され、続けていくことが喜びへと変わっていくのです。

071. 「キリの悪い」ところでいったんやめる

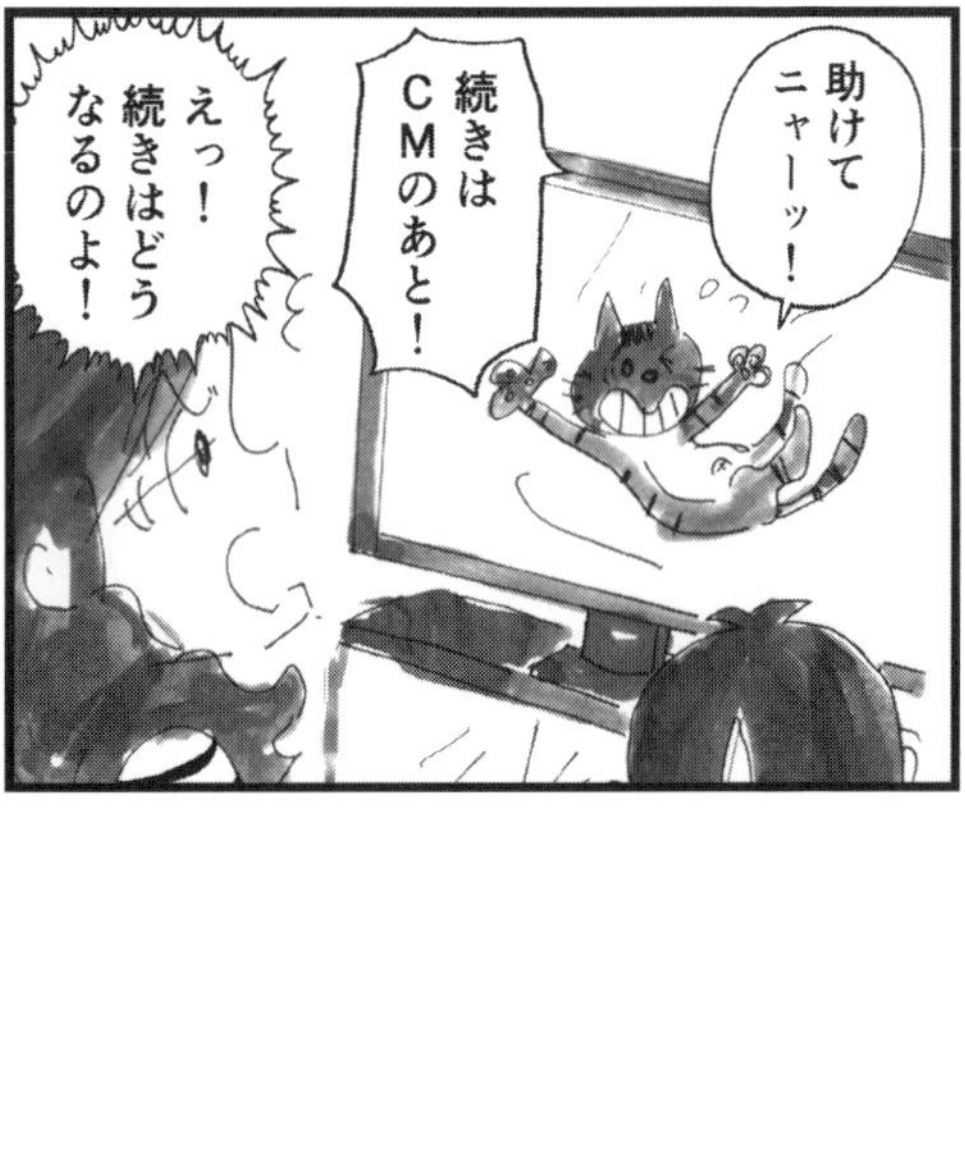
助けてニャーッ！
続きはCMのあと！
えっ！続きはどうなるのよ！

「続きはCMのあとで」

テレビ番組でよくある演出ですが、「CMまたぎ」と呼ばれています。

テレビ局はCMが入ってもチャンネルを変えてほしくないためにこのような演出をするのですが、私もはじめてこの演出を見たときは続きが気になってしょうがなかったものです。

私たちには「達成できた課題よりも、達成できなかった課題や中断している課題のほうが記憶に残りやすい」という心理効果があり、これは「**ツァイガルニク効果**」と呼ばれています。

たとえば、彼女への告白がうまくいった場面よりもこっぴどくフラれてしまった場面のほうが、あるいは映画やドラマで伏線が回収されずに「えっ⁉」と思ったところで終わってしまった作品のほうが、じつは記憶に残っているものです。

ということは、勉強でも仕事でも「キリがいいところまでやる」よりも、あえて中途半端なところで休憩に入ったほうが、ツァイガルニク効果によって記憶に残りやすくなるということ。さらにいえば、**続きが気になって作業の再開もスムーズに入れる**でしょう。

また、勉強しているときに複雑な問題にぶつかったり、仕事の資料作成で良いアイデアが浮かばないなど、壁にぶち当たったときも、一度その作業を打ち切るのが有用です。

できない問題や難しい課題を我慢してやり続けることほど、苦しいものはありません。

しかし、休憩をしたり、まったく違う作業をしていると、ふと「そうか、あの問題はこうやって解決すればいいのか」といった着想が浮かんでくることがあるので試してみてください。

072.
煮詰まったときは「歩いて」考える

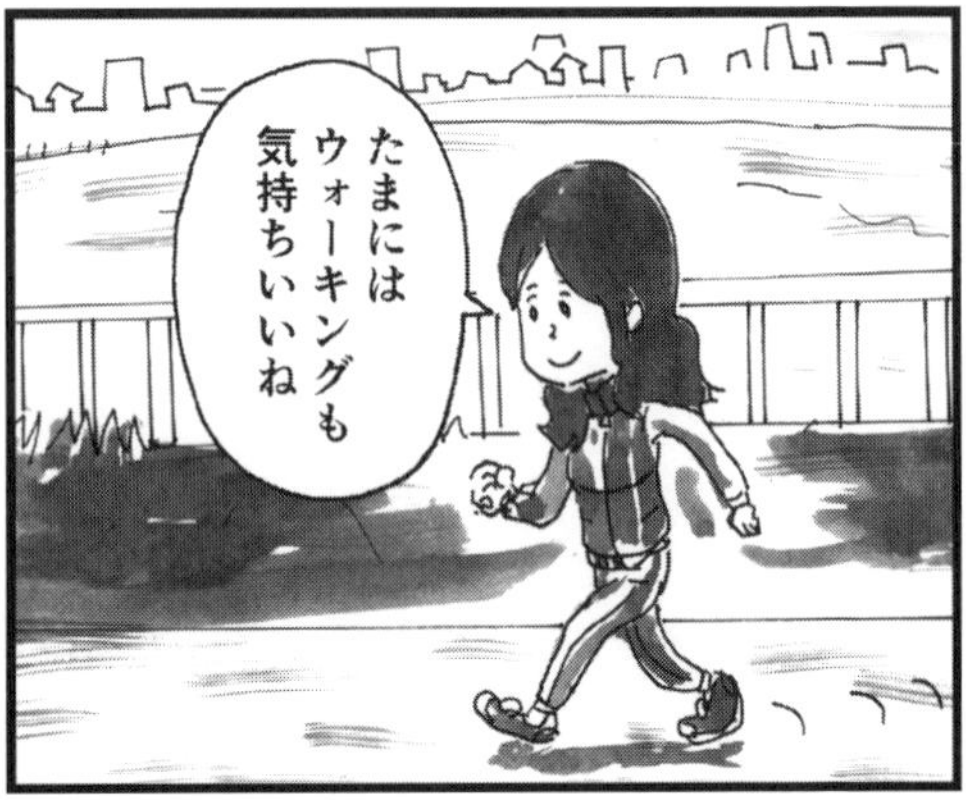

ｉＰｈｏｎｅの生みの親であるスティーブ・ジョブズ氏は、アイデアに煮詰まったり、重要な考えごとをするときには、机の前にじっと座って考えるのではなく、あちこちを散歩していたというエピソードがあります。

じつは、歩きながら考えるという方法は、アイデアを思いつくのに効果がある可能性が示唆《しさ》されました。

スタンフォード教育大学院のマリリー・オペッツォ博士らは、ウォーキングに創造力を高める効果があるかどうかを実験しました。被験者にさまざまな条件でウォーキングをしてもらい、その前後に創造力をはかる試験を実施してみると、ほぼすべての学生が、ウォーキング中には大幅な創造力の向上を示しました。

私たちの脳の基本はシングルタスクです。しかし、歩くことのように無意識に落とし込めている動きは、その他のことと同時におこなうことができます。

なぜウォーキングが創造力の向上に役立つのかは、まだわかっていません。研究チームでは、気分の向上と関係している可能性や、**ウォーキングによって脳のエネルギーが適度に発散されるおかげで自由な空想が可能になる**などの仮説をあげています。

いずれにせよ、アイデアに煮詰まってしまったら、そこでじっと考えるのではなく、机から少し離れて歩いて考えるほうが気分の切り替えには有効だといえます。

長時間のデスクワークは健康被害を引き起こすとも考えられています。オーストラリアのある研究によると「**座っている時間は1日4時間以下が望ましい**」とのこと。この研究では、座っている時間が1日4時間以上の人は、4時間以下の人に比べて、がん、糖尿《とうにょう》病《びょう》、心疾患《しんしっかん》、高血圧などの慢性疾患を有する率が大幅に高かったことが示されました。

健康を維持するための基本として、長時間のデスクワークは避けるべきです。

073.
思い切って「やること」を放り投げる

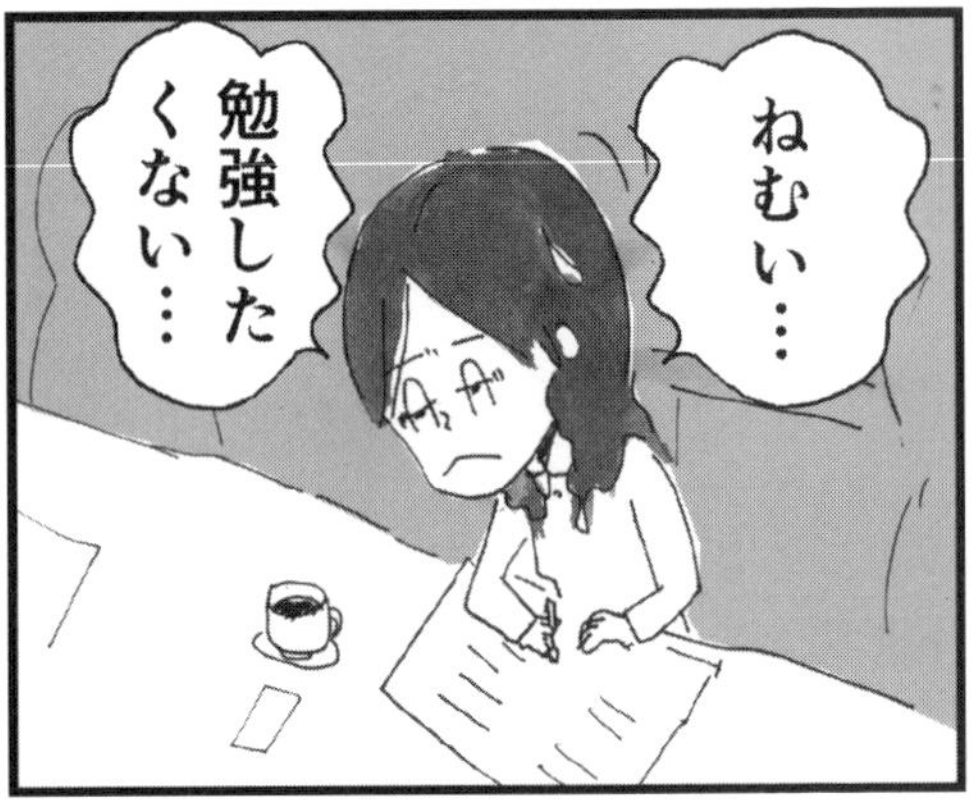

「今日はもう眠いけど、勉強を続けなければならない……」

このように、いわゆる気分が乗らないときは、「よし。今日はやめた！」とあきらめましょう。

「根気がない」「飽きっぽい」といわれるかもしれませんが、**気が乗らないときこそ対象から離れる**ことが大切です。

気乗りしないときはまったく能率が上がらないし、たとえば眠くなったときに「気合いを入れ直すぞ」とほっぺたを叩いたところで、1分後にはまた眠くなってしまうのがオチです。

また、自分が主体性を失っているときもあきらめたほうがいいでしょう。「渋々やっているとき」「人に強制されて取り組んでいるとき」は、何をどうやっても、うまくいきません。本来は得意で楽しいことなのに「気分が乗らない」「誰かに強制されている」というだけで、ぜんぜん進まないことだってあります。

一方、「楽しいことに取り組んでいるとき」「主体性をもって仕事をしているとき」は、ものすごい集中力を発揮し、高い生産性で仕事や勉強をこなすことができます。

ですから、勉強にしても仕事にしても、ものごとに取り組むとき気分が乗らなければ、やるべきことを放り投げ、思い切って別のことをしてしまいましょう。

そのとき気をつけたいのは、「本当は勉強しなきゃいけないんだけど……」とか「こんなことをしている場合じゃないんだよな……」などと考えないこと。そういう心配を忘れてしまうくらいでなければ、対象から離れることになりません。

そして、**もし「モチベーション」が回復したら、すぐに気分転換を中止すること。**人間の気分はなかなか厄介《やっかい》なもので、一度タイミングを逃すと再び回復するまでに時間がかかることが多いのです。

少しでも「あ、今ならできそう」「ちょっとやってみるか」という気持ちの変化を逃してはいけません。

074.
ボーッとするときのほうが脳は猛烈に働く

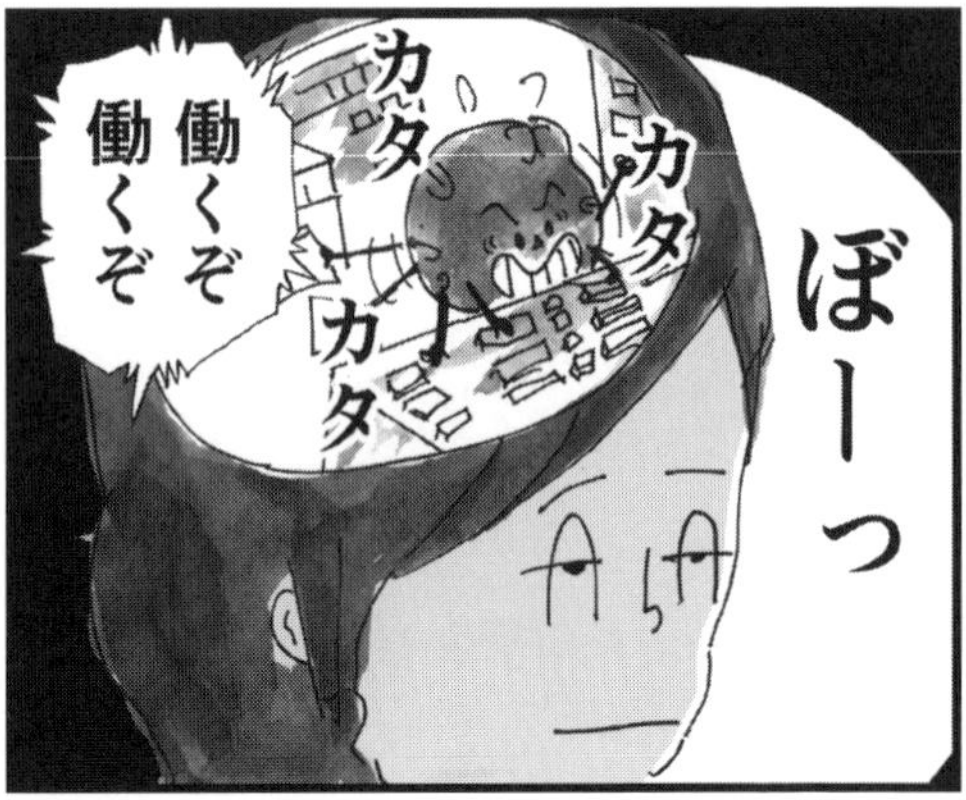

ボーッとしているときの脳は「活動している」？　それとも「休んでいる」？
この疑問に答えたのが、ワシントン大学のマーカス・E・レイクル教授です。２００１年に安静時の脳活動に関して、私たちが何もしていないときに活発化する「**デフォルトモードネットワーク**」という、複数の脳の領域で構成されるネットワークを発見しました。
じつは安静状態のときにこそ働いている脳の領域があり、しかもこの活動に費やされるエネルギーは、私たちが喋《しゃべ》ったり、手を動かしたり、じっと物を見るなどの**意識的な行動**

に使われる脳エネルギーの20倍にも達しているというのです。

現在の研究では、内側前頭前野《ないそくぜんとうぜんや》、前部帯状皮質《ぜんぶたいじょうひしつ》、後部帯状皮質《こうぶたいじょうひしつ》／楔前部《けつぜんぶ》、下頭頂葉《かとうちょうよう》など広範囲に及ぶ脳領域がデフォルトモードネットワークで関わっているのではないかと推測されています。ではこのネットワークは何のために働いているのでしょう？

デフォルトモードネットワークについてはまだまだわからないことが多いのですが、自分自身について思い巡らせる「自己認識」や、今自分がどこにいるかを認識する「見当識《けんとうしき》」、過去の出来事を覚える「記憶」に関連しているといわれています。

デフォルトモードネットワークの発見でとくに注目されているのは、「脳・精神の病気」との関連性です。たとえばアルツハイマー型認知症の場合、デフォルトモードネットワークの働きが弱まっていることがわかっています。そこでこの働きを画像でとらえることができれば、認知症の超早期診断に使用できるのではないかと期待されています。

また、うつ病や統合失調症でもデフォルトモードネットワークの異常が見つかってきており、さらなる研究が待たれます。

ボーッとしているときに働くという、不思議な脳の活動。この働きが解明できれば、坐禅やヨガなどにおける瞑想《めいそう》状態なども、科学的に証明されるのではと考えられます。

忙しい現代社会に生きる私たちにとって、あえてボーッとする時間をもつことこそが、脳の働きを健全にするコツといえるかもしれません。

075. 疲れた脳が満足感を得やすい食材

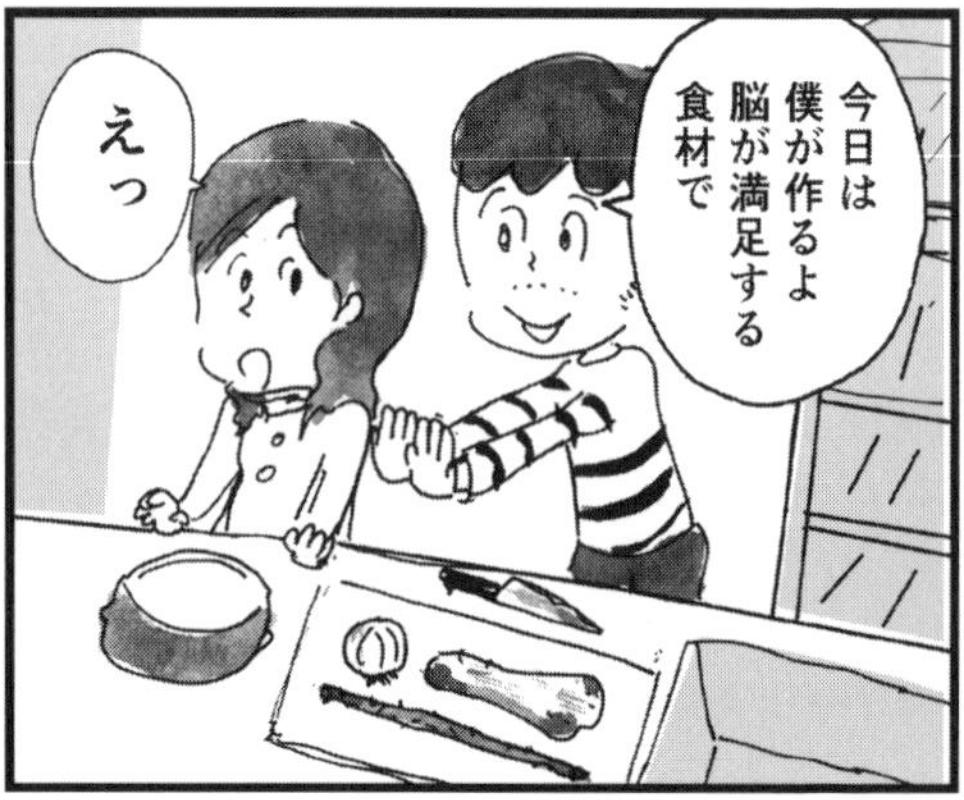

健康を維持・増進するための食材はたくさんありますが、そのなかでも疲労回復と密接な関係をもっている食材を紹介しましょう。

食べているものを見直すことは、今日からできることです。ぜひ試してみてください。

1 山芋

山芋は疲労回復に効果的。なぜなら、カルシウム、ビタミンB1・B2・C、カリウムなどを豊富に含むからです。また、山芋のデンプン中に豊富に含まれる分解酵素「アミラーゼ」と酸化還元酵素「カタラーゼ」は、新陳代謝を活発にし、疲労回復効果が期待できます。夏バテで食欲がないときにご飯にとろろをかけたり、とろろそばを食べたりすると、なんとなく元気が出るのはこういった作用があるからなんですね。

それだけではなく、胃の粘膜を保護、コレステロール値を下げたり、血液中の脂質が酸化するのを防いだり、腎臓の機能を高める作用もあります。また、食物繊維も豊富なので便秘がちの人にもおすすめです。

2　ゴボウ

ゴボウに含まれる「アルギニン」は「アミノ酸」の一種で、成長ホルモンの分泌に欠かせない物質です。成長ホルモンは、思春期の体を成長させるだけではなくアンチエイジング的にも注目されており、疲れをとる働きや強精作用があることでも知られています。

3　玉ねぎ

玉ねぎを切ったとき、目が痛くなって涙が出た経験があると思います。これは、玉ねぎに含まれている硫化《りゅうか》アリルという成分が揮発《きはつ》して目に刺激を与えるから。この硫化アリルは、神経を落ち着かせてイライラを抑える鎮静《ちんせい》効果や、疲労回復作用がある優れた物質なのです。

さらに、硫化アリルは体を温める効果のあるビタミンB_1の吸収も促《うなが》してくれます。ストレスのために眠れず、ぐっすり熟睡したいというときは、玉ねぎをスライス状にして醤油と鰹節を少量かけたものを夕飯に加えてみましょう。

4 セロリ

セロリの独特な味や匂いが苦手な人は多いと思いますが、セロリに含まれる香り成分の「アピイン」や「セネリン」には、イライラを解消し精神を落ち着かせる作用があります。たかぶった神経を鎮《しず》めてくれるので、目の前のタスクに取り組みやすくなります。

そのまま食べるのはどうしても苦手という人はスープの具として加えたり、ジュースにしてはちみつやオレンジなどの柑橘《かんきつ》類を加えてみましょう。

またセロリの茎から葉までを細かく刻んで布袋に入れお風呂に浮かべると、香りでリラックス効果が得られるほか、精油成分が溶け出して湯冷めしにくいとされています。

セロリの香りには冷え性改善の効果もあるので体が温まってぐっすりと眠れるでしょう。忙しい現代人にはうってつけの食材です。

第6章

リフレッシュを最大化する

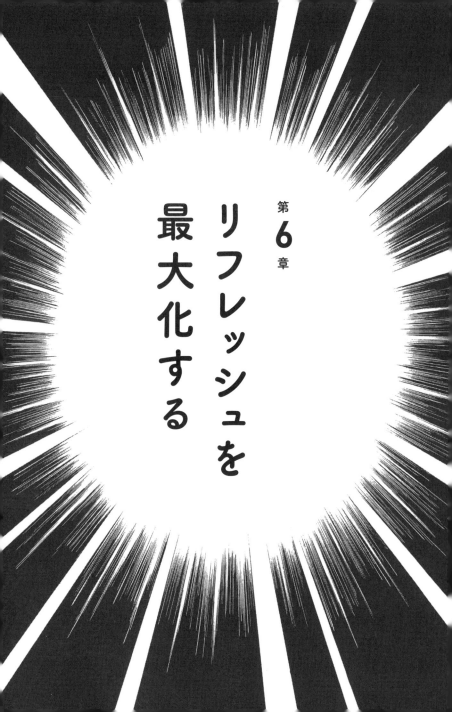

076.
セロトニン分泌の低下が行動を狂わせる

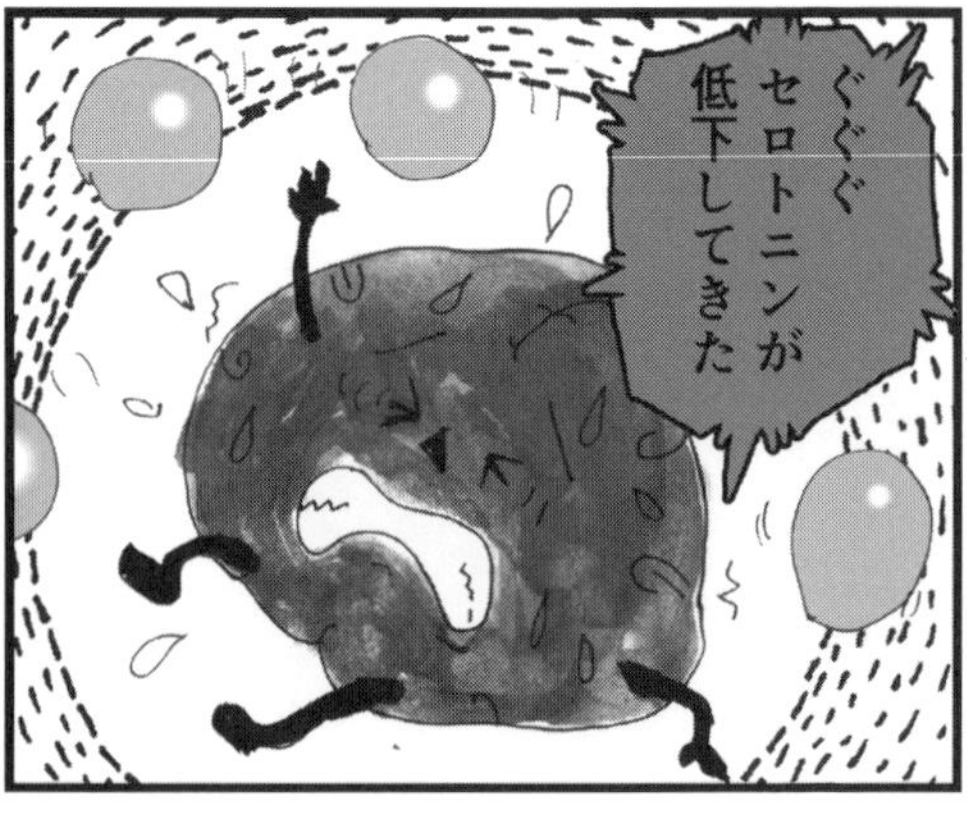

セロトニンは、気分を安定させてくれる作用をもつ神経伝達物質のひとつです。うつ病は脳内のセロトニンが低下し、前頭前野《ぜんとうぜんや》の働きが悪くなることによって起きると考えられており、治療にはセロトニンの脳内濃度を上昇させる作用の内服薬が使われることがあります。**脳内のセロトニン濃度が低下すると、前頭前野の働きが悪くなるので、何も考えられない状態になったり、現実をネガティブにとらえたり、やる気が出なくなったりします。**脳内にある扁桃体《へんとうたい》という感情をつかさどる部分が過剰に活動すると不安や恐怖を感じやすく

なるのですが、セロトニンはそれらの活動を抑え込んでくれます。

このセロトニンの量を調節しているのが、セロトニントランスポーターというたんぱく質で、神経細胞から出たセロトニンを再び細胞内に取り込む役割を担《にな》っています。そして、セロトニントランスポーターの働きをコントロールしているのがセロトニントランスポーター遺伝子で、3種類あります。

セロトニントランスポーター遺伝子は、長さによって短いS型と長いL型の2種類あり、それぞれの組み合わせで、SS型、SL型、LL型に分類されます。そして、S型はL型よりもセロトニントランスポーターを生み出さないため、SS型の人はSL型、LL型よりも不安を感じやすい傾向にあることがわかっています。

この遺伝子には人種間で差があるといわれており、黒人や白人の場合はL型遺伝子をもつ人が多く、アジア人はSS型が多いといわれています。それでは、楽観的な人、悲観的な人といった私たちの性格は、すべて遺伝子で決められているのかというと、じつはそうではありません。オックスフォード大学のエレーヌ・フォックス教授は、脳はネガティブな環境だと悲観的に、ポジティブな環境だと楽観的に反応する〝感受性〟を強める働きをするといっています。ですから、自分は悲観的で不安を抱えやすいと思っていても、ポジティブな環境に身を置けば逆境に負けない不安に強い性格へ変化させることができるのです。

077.
誰かに話を聞いてもらうだけでいい

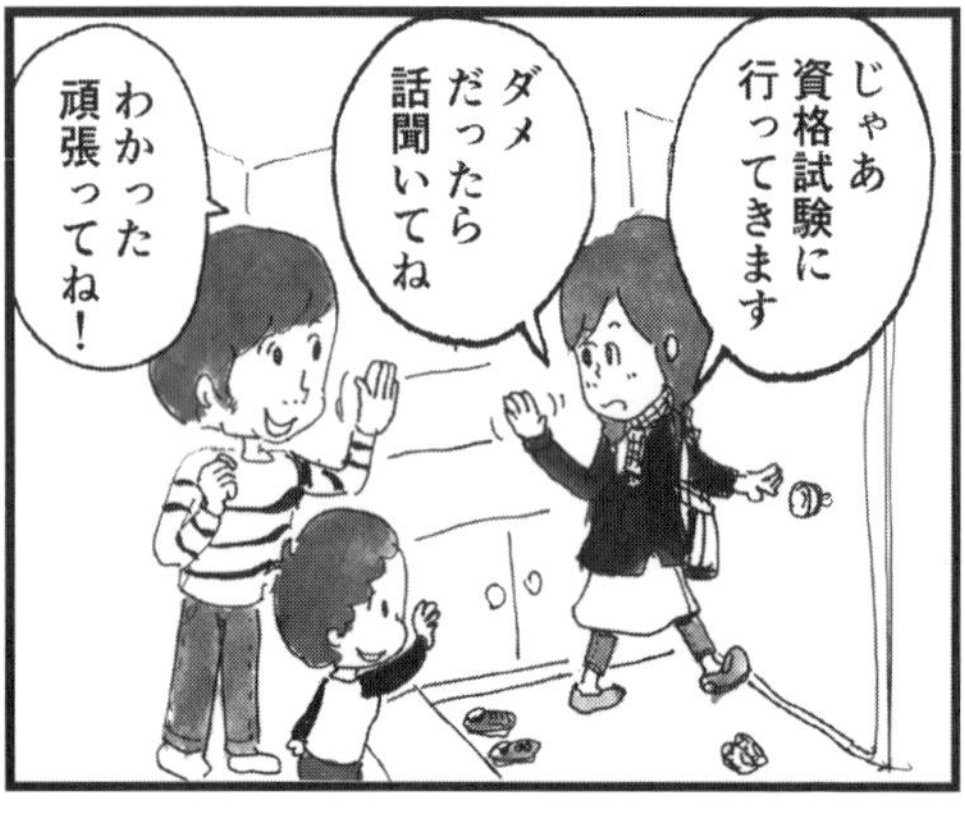
じゃあ資格試験に行ってきます
ダメだったら話聞いてね
わかった頑張ってね！

イライラしたときや不安を感じたときに、ついやる気をなくしてしまい、暴飲暴食をしてしまうことはありませんか？　その理由は、体を調整しているホルモンにあります。

私たちはストレスを受けると、副腎《ふくじん》皮質《ひしつ》から「**コルチゾール**」という成分を分泌します。このコルチゾールは胃を活発にさせたり、食欲を増す働きがあり、多く分泌されると食欲を抑える働きのある「レプチン」という成分が減少してしまいます。

そして、「いつもよりも多く食べてしまった」という自責の念にかられ、さらにストレスを感じ、また食べてしまうといった負の連鎖に陥るケースもあります。

誰しもストレスをなくしたいと思うでしょうが、ストレスをゼロにする必要はありません。適度な強さのストレスがあるからこそ、それをバネにがんばって、タスクに取り組むことができるのです。とはいえストレスが大きくなりすぎないように、健全な解消法で、ストレスをうまく手放していくことが必要です。

まず、自分の興味のあることや好きなことに集中、没頭することが最上のストレス解消法です。たとえば運動、ゲーム、友人に電話やメールをするなど何でもかまいませんが、友人や家族に「直接話をすること」には大きなストレス解消・リラックス効果があります。

直接顔を合わせて、「一方的な不平不満にも、親身に耳を傾けてくれる」「何度もうなずいてくれる」「優しい笑顔を向けてくれる」といった相手の態度に心が楽になった経験はあると思います。こうした**言葉によらないノンバーバル・コミュニケーション**（非言語的コミュニケーション）は、メールや電話以上に、人の心に大きな影響を与えます。

もちろん、直接会って説教をされたり、上から目線で語られたり、自慢をされてしまうと、心が余計に折れることにもつながりかねません。そういうときは、気心の知れた相手を選び、「反論があっても今日は聞くだけにしてほしい」「気弱になっているから、励ましてほしい」と事前に伝えておくことが大切です。そうしないと、アドバイスという名の説教のような展開になって、余計に心がくじけてしまいかねません。

078.

涙を流すと不愉快なことも消えていく

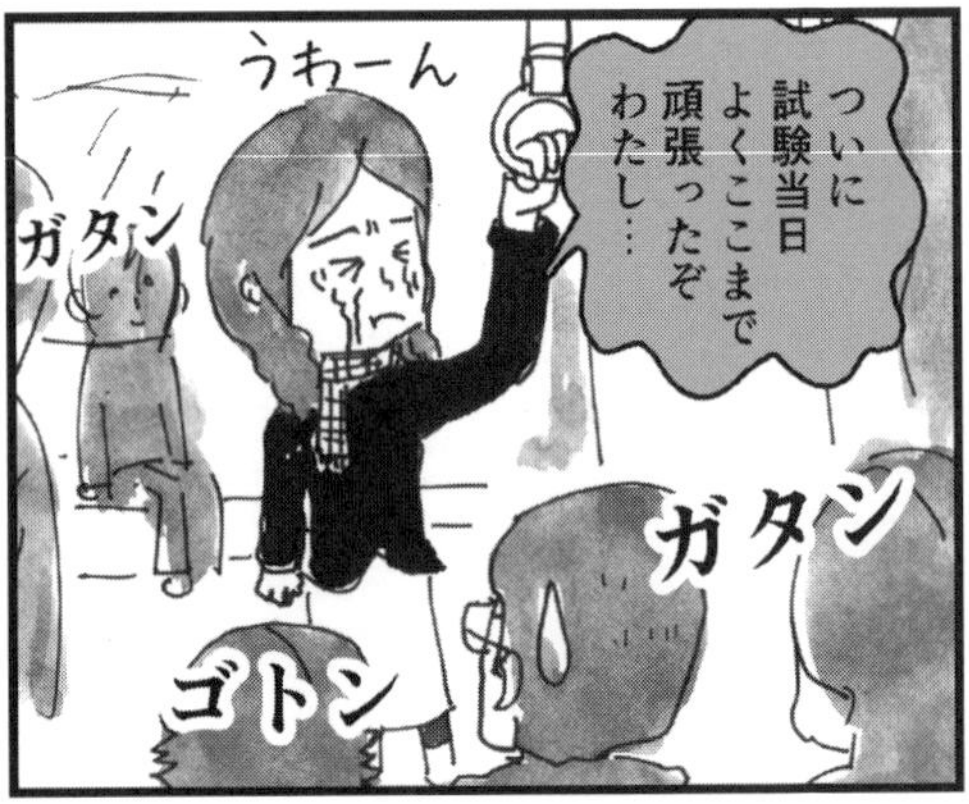
ついに試験当日
よくここまで
頑張ったぞ
わたし…
うわーん
ガタン
ガタン
ゴトン

ストレスは万病のもとともいわれ、現代に生きる我々にとってストレスをどう解消するかは、健康的な生活を手に入れる重要なポイントになってきています。

人それぞれ、ストレス解消法があると思いますが、東邦大学名誉教授の有田《ありた》秀穂《ひでほ》氏によれば、ストレスを改善するためには「涙を流す」のがいいとのこと。

私たちの涙は、基本的には眼の表面を守るために作用しています。たとえば、玉ねぎを切ったときや目にゴミが入ったときに出る涙は、眼の表面を守るために自然に出るものです。しかし、それとは違う意味合いの涙を私たち人間はもっていて、有田氏によるとその涙がストレス解消に役に立つそうです。

その涙の正体は、「**情動の涙**」といわれるもので、映画を観て感動したり、小説の世界に入り込んで悲しくなったり、スポーツ中継の逆転シーンを見て興奮のあまり流したりするものです。心を揺り動かされる体験や物語を聞いたり見たり経験したりすると、前頭葉《ぜんとうよう》の前頭前野《ぜんとうぜんや》にある、私たちが共感したときに活動する領域が興奮します。その結果として副交感神経《ふくこうかんしんけい》の活動が亢進《こうしん》し、涙の量が増えるというしくみになっているのです。

すなわち、**ある出来事に共感し感動して流す涙は、副交感神経を興奮させる作業なので、心の緊張状態を和らげる作用があると**いうこと。泣くという行為は、激しい感情のあらわれですが、じつは、副交感神経が優位となっているのでリラックスした感情が得られることでもあるのです。

ですから、あまりにも忙しくてストレスが溜まったなと感じたときは、映画やテレビを観て「そうだよね、わかるわかる」というように共感しながら泣いてみてはいかがでしょうか。きっとスッキリして気持ちがリセットされることでしょう。

ちなみにウソ泣きは、自分の気持ちが入っておらず共感脳が働いていないので、ストレス解消にはなりませんからご注意を。

079.
怒りは6秒で鎮められる

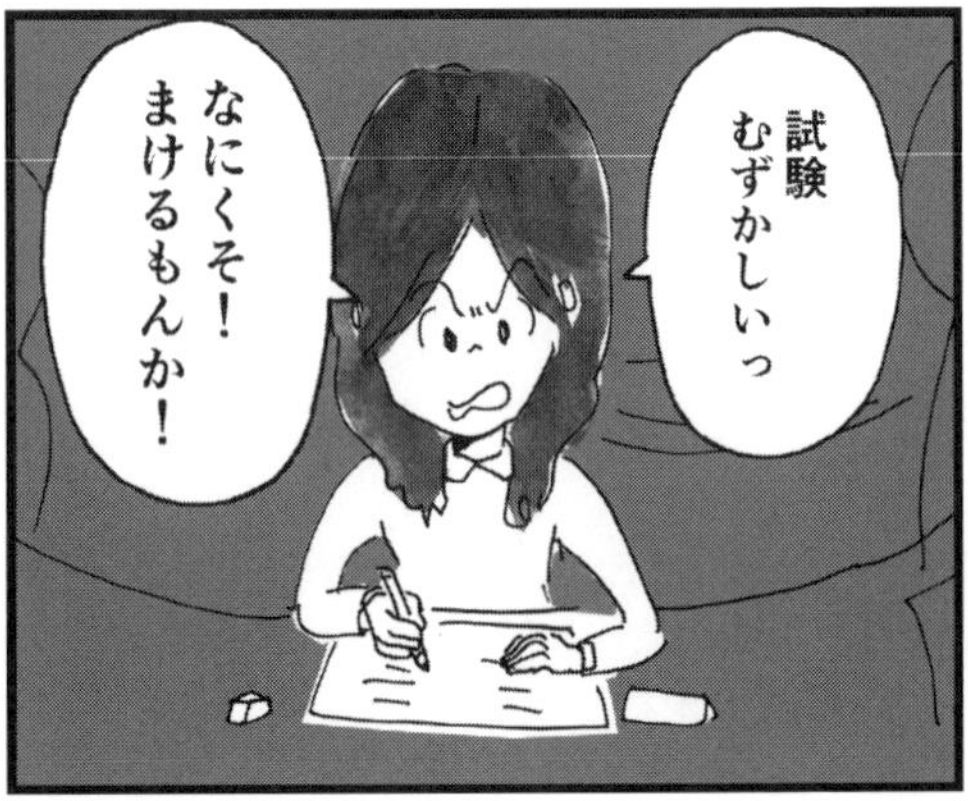

みなさんのなかで、今まで一度も怒ったことがない人はいないと思いますが、怒りの感情は使い方によっては行動力を高めてくれるものになりえます。

私たちの体は不安や恐怖、怒り、生命の危機を感じると感情をつかさどる大脳辺縁系《だいのうへんえんけい》が活発に働き出し、アドレナリンとノルアドレナリンというホルモンが分泌されます。アドレナリンもノルアドレナリンも交感神経《こうかんしんけい》を興奮させ、心拍数や呼吸数を増やし、血圧を上げ、痛覚を鈍くさせ、体を臨戦態勢に整えるなど、体を活発に動かしているときのような効果を出します。

そのため怒りは、目標に向かって行動しているのになかなか前進しないとき、「なにくそ！」とか「負けるもんか！」と自分を奮い立たせるなど、うまく使えば私たちに大きなエネルギーをもたらしてくれます。２０１４年にノーベル物理学賞を受賞した中村修二《なかむらしゅうじ》博士は、受賞後のインタビューで自らのモチベーションの源泉が「怒り」にあることを認めています。

しかし、使い方をあやまれば逆効果になることもあるので注意が必要です。この状態が過度に続くと、イライラして冷静な判断ができなくなり私たちの行動にとって逆効果となります。

そこで、怒りをコントロールするために、前頭葉《ぜんとうよう》の力が必要になってきます。前頭葉は理性をつかさどる脳なので、大脳辺縁系の暴走を抑える司令塔の役割を担《にな》っているのです。

ただ、前頭葉は瞬時に大脳辺縁系をコントロールできるわけではなく、**怒りの発生と理性の発生の間には5〜6秒ほどのずれがある**のです。

そこで、カッとなったりイライラしたりしてしまったときには、６つほど数えて深呼吸をすることをおすすめします。そうすれば、前頭葉が働くまでの時間稼ぎもできますし、深呼吸によって副交感神経が働くので体の臨戦態勢を解除してくれます。

080.
睡眠を「最優先する」行動に変える

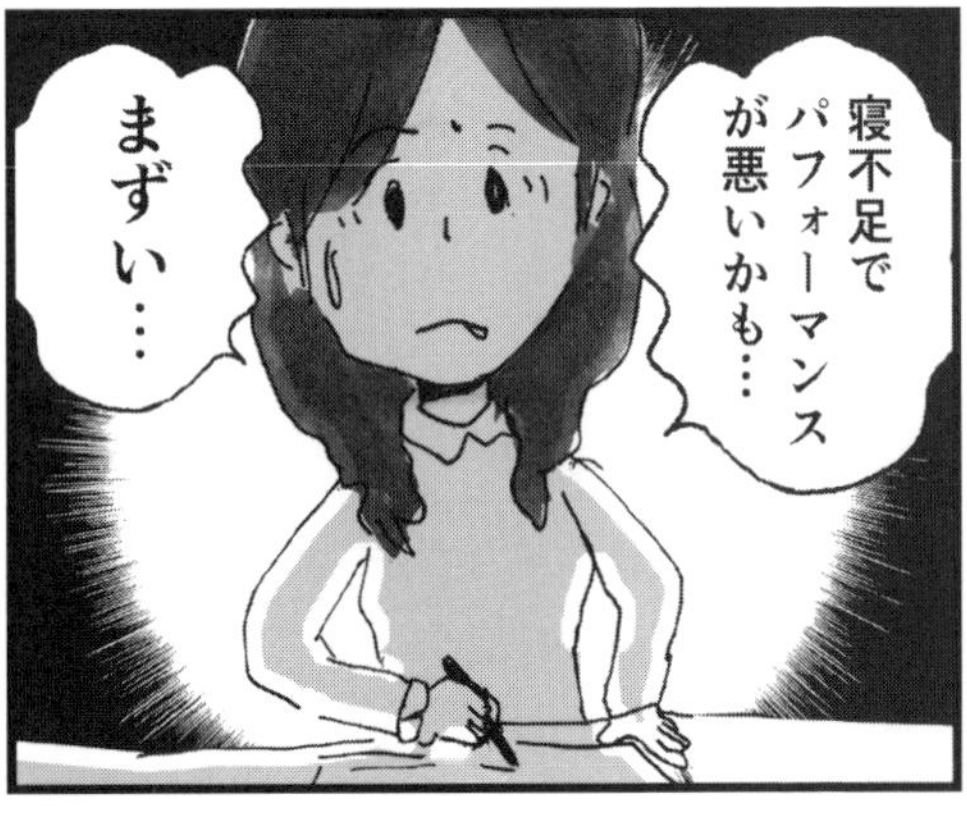

ストレスが溜まってやる気がなくなると、イライラしてきて、過食に走ったり、お酒に頼ったりしたくなることもあるでしょう。でも、食べすぎ、飲みすぎは疲労をため、肥満の原因となります。そうなると、余計に体を動かすことが億劫《おっくう》になり、ますますやる気がなくなってくる……という悪循環にハマります。

そうならないためにも、ストレスマネージメントが大事なのですが、おすすめはどんなに忙しくても睡眠時間を確保することです。コロンビア大学研究チームが約2万人を対象に調査した結果、「**睡眠を1日4時間以下しか取らない人は、7時間以上十分に取っている人に比べ、73%も肥満になりやすい**」ことがわかったそうです。睡眠不足は、パフォーマンス的にも健康的にもアンチエイジング的にも、ひとつも良いことがありません。

私は眠ることが大好きです。ストレスの有無にかかわらず、良質の睡眠を十分とることを日々楽しみにしています。あまりにシビアな問題が降りかかってきて、脳が興奮してなかなか寝つけないときは、薬局で売っているような睡眠導入剤を少量飲んでなるべく早くに眠りにつくようにしています。それほど「睡眠には価値がある」ととらえています。

「なかなか寝つけず、寝起きがつらい」

「眠れないから寝酒をしたら、眠りが浅くなった」

こういうときは翌日にまで疲れを持ち越してしまい、パフォーマンスが格段に下がってしまうからです。

とはいえ、多忙を極める現役世代は、睡眠時間を削ってまで仕事に打ち込んでいる人が多く、慢性的に睡眠不足になりがちです。そこで、**仕事の合間に寝るのではなく、寝る合間に仕事をする**という逆転の発想で考えてみてはいかがでしょう。1日のスケジュールは、睡眠時間をまず確保してから、残りの時間でどうやりくりするかを考えてみてください。

いいパフォーマンスは、いい睡眠から。睡眠時間を削っても、けっして良いことはありません。

081.
睡眠計画で桁違いの効果をあげる

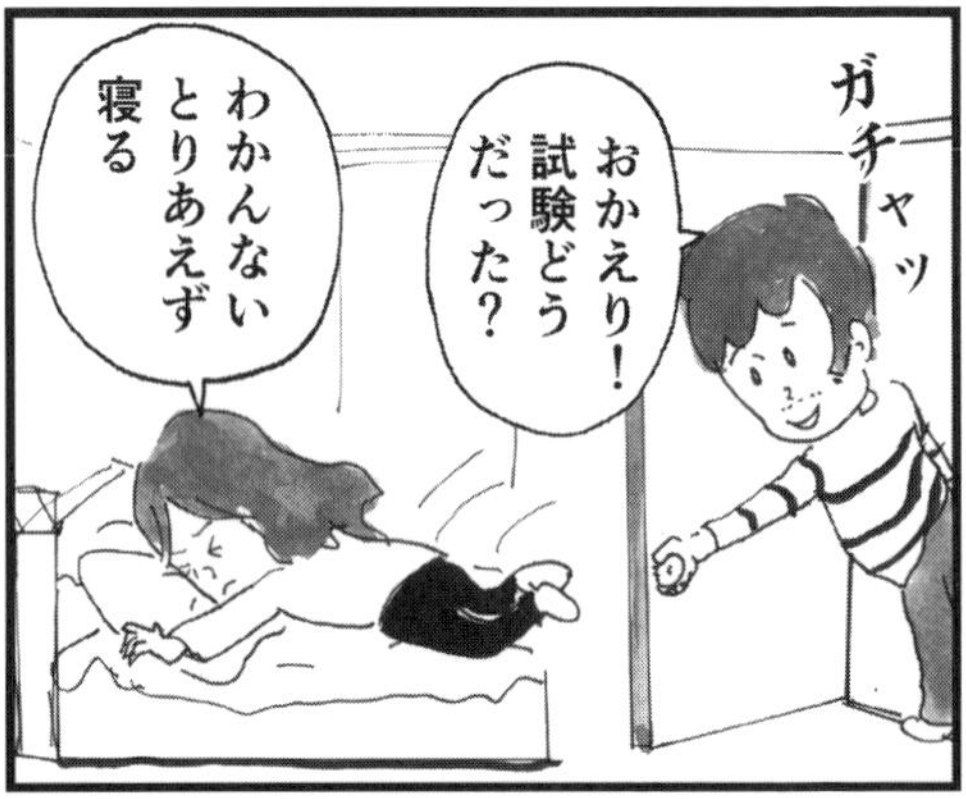
ガチャッ
おかえり！試験どうだった？
わかんない とりあえず 寝る

「寝る子は育つ」といわれるように子どもに睡眠が不可欠なのは当然ですが、いくつになっても十分な睡眠にはメリットがたくさんあります。

睡眠不足の日は、集中力が低下してミスが増えたり、やる気が出ずボーッとしていたりした経験があると思います。睡眠が不足すると認知機能をつかさどる前頭連合野《ぜんとうれんごうや》と、感覚の処理や運動をつかさどる頭頂連合野《とうちょうれんごうや》の機能が低下します。その結果として、注意力や集中力を維持できない、意欲が湧《わ》かない、イライラしてしまう、物忘れが多くなるというような状態になりやすくなります。

NICT（情報通信研究機構）未来ICT研究所の宮内哲《みやうちさとる》博士らは、睡眠不足のせいで日常的に眠くウトウトしているまどろみ状態では、安静状態ネットワークの情報伝達効率が低下していることを明らかにしました。とくに「前頭連合野／頭頂連合野」で情報伝達効率が低下していることが判明し、**まどろみ状態では、脳内のネットワークのつながり方が変化し、素早く正確な情報の受け渡しができにくい状態になっているとのこと**。どんなに忙しくても、やる気を高めたいのであれば、睡眠不足は大敵です。

睡眠時間の目安は、「昼間に眠気を感じない長さ」です。そのためには、おおよそ6～7時間程度とっていれば、まず問題はありません。といっても、人によっては、もう少し短くても大丈夫という人もいるでしょうし、もう少し長めがいいという人もいるでしょう。適切な睡眠は個人によって違いますから、今までの経験に照らし合わせて適切な長さを割り出し、まずそれをスケジュールのなかに確保してください。

コツとしては、睡眠時間を30分刻みで調整してみるといいでしょう。また、睡眠時には浅い眠りのレム睡眠と深い眠りのノンレム睡眠が、約90分ごとに周期的にやってきます。浅い眠りのノンレム睡眠のときに目覚めたほうがスッキリ爽やかに起きられるので、**睡眠時間は90分の倍数を目安にするといい**でしょう。正確に睡眠の状態を知りたい場合は、スマホアプリでも測定できるので活用してみてください。

082.
何を
さしおいても
朝陽を浴びる

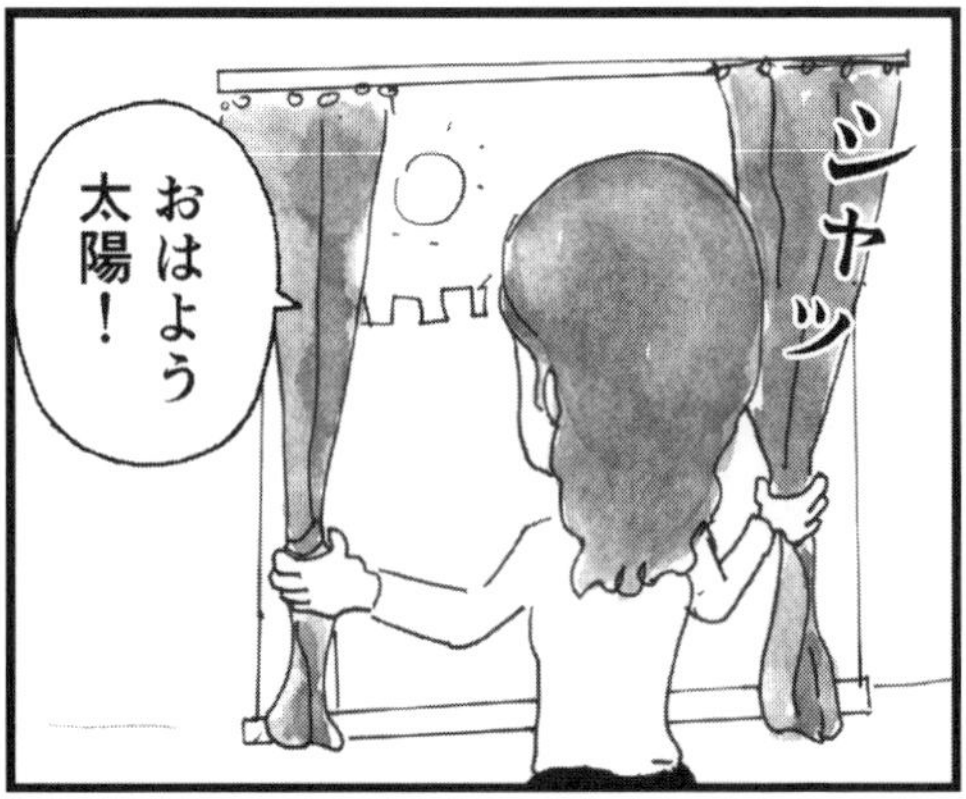

仕事が忙しいビジネスパーソンの悩みのひとつとして、朝起きられず、夜眠れないということがあります。その原因は、生活習慣の乱れによる「体内時計」の変調にあるかもしれません。

2017年のノーベル生理学・医学賞は、**サーカディアン・リズム**（体内時計）を生み出す遺伝子とそのメカニズムを発見した研究者たちに贈られています。

私たち人間には1日の周期をコントロールする「体内時計」があり、意識をしなくても昼間は活動的に、夜は休息状態になって眠くなるようになっています。

そして、この体内時計は、脳の視交叉上核《しこうさじょうかく》という部位にあり、太陽の光で生活リズムをコントロールしています。

私たちは朝陽を浴びると体内時計がリセットされて体が活動状態となります。このとき、眠りから目を覚まさせるセロトニンが分泌されます。それと同時に体内時計は、松果体《しょうかたい》から分泌されている睡眠を誘うホルモン「**メラトニン**」の分泌を止めます。そして、約14時間から16時間後にメラトニンが分泌されるようになり、眠気が出現してくるのです。

このメラトニンはセロトニンが変換して生成されるので、セロトニンが不足するとメラトニン不足になり、体内時計のリズムがくずれてしまいます。それが、寝つきが悪くなったり、眠りが浅くなるなどの睡眠の悩みを引き起こすことになります。

したがって、生体のリズムや睡眠にもかかわるセロトニンを増やすためには、まず、「**朝、必ず窓を開け太陽の光を浴びる**」ことが重要。軽くウォーキングしたり、戸外で簡単な体操をするのもおすすめです。

働いている人であれば、通勤や出張時に交通機関に乗るときには、できれば窓際に立つか座るようにしたいものです。また、昼間はできるだけ積極的に外を歩くようにし、昼休みには屋上や近くの公園で日光を浴びるようにしましょう。

083.
ブルーライトが体内時計の破壊を導く

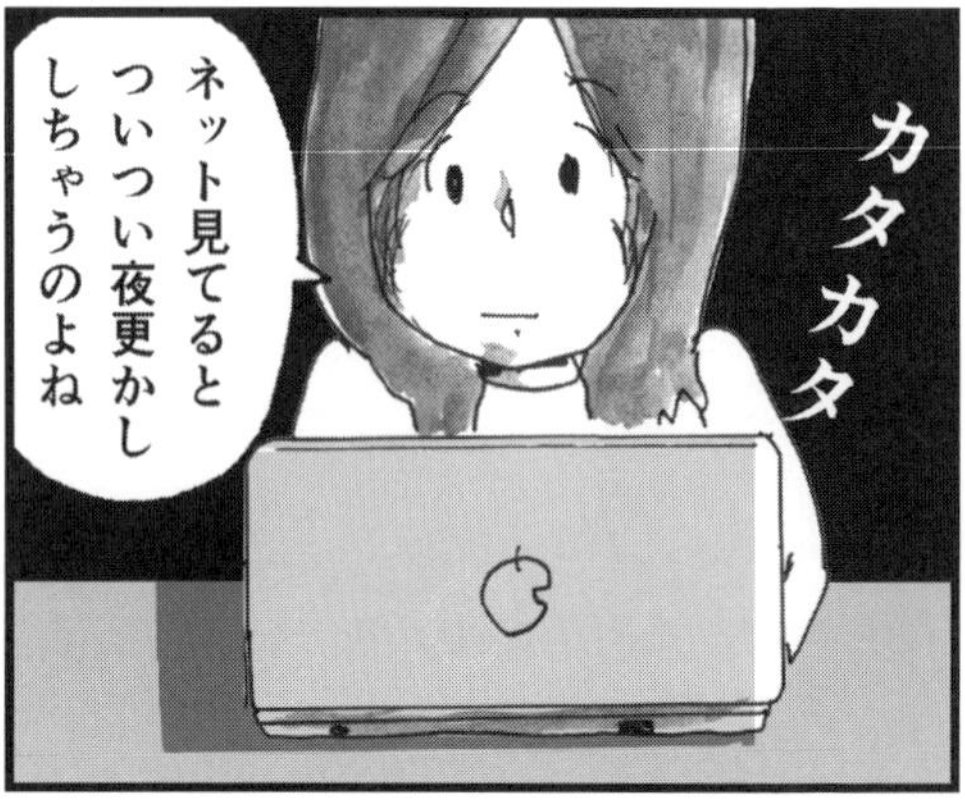
ネット見てると
ついつい夜更かし
しちゃうのよね
カタカタ

太陽の光には、波長が短く高いエネルギーをもつブルーライトが含まれていますが、じつはこれは、液晶画面やＬＥＤ電球からも発生しています。そのため、最近ではブルーライトの悪影響で、メラトニンの分泌が悪くなり不眠を訴える人たちが増えています。

メラトニンは体内時計に働きかけ自然な眠気を促《うなが》す作用や、副交感神経《ふくこうかんしんけい》を優位にして気持ちを落ち着かせる作用がありますが、**目がブルーライトの刺激を受けると、脳が「朝だ」と判断し、メラトニンの分泌が抑制され覚醒《かくせい》してしまう**のです。

したがって、いい眠りを引き寄せ、快眠を手に入れるためには、**寝る1~2時間前からはブルーライトを浴びないようにする**こと。パソコン作業やテレビ視聴はもちろんのこと、スマホはベッドルームには持ち込まないほうがいいでしょう。また、寝室を暗くするなど、光の量を調整することもメラトニンの分泌を促します。

また、**休日もふだんと同じ時間に起きる**こと。これも大事です。ふだんは仕事、仕事で帰宅が遅いし、朝も早く、慢性的な睡眠不足。それを補おうと、休日には遮光カーテンをひき、昼近くまで眠って、寝だめをしている……という人も少なくないでしょう。

でも、これはまったく逆効果。休日くらいゆっくり寝ていたいという気持ちはわかりますが、一日中ベッドにいて寝だめをすれば、体内時計をリセットするタイミングがずれていき、一日中なんとなく眠いという状態になります。

それによって週明けまで妙なけだるさが残ってしまいかねません。せいぜいふだんより2時間ほど、寝坊する程度にしましょう。

「快い眠りこそは自然が人間に与えてくれたやさしく、なつかしい看護婦だ」。シェイクスピアもこんな言葉を残しているように、睡眠は体と心の疲れを癒やし、再び活力をよみがえらせてくれます。

私たちを元気にするのは、一にも二にも睡眠、ということを忘れないようにしましょう。

084.

リズミカルにセロトニンを活性化する

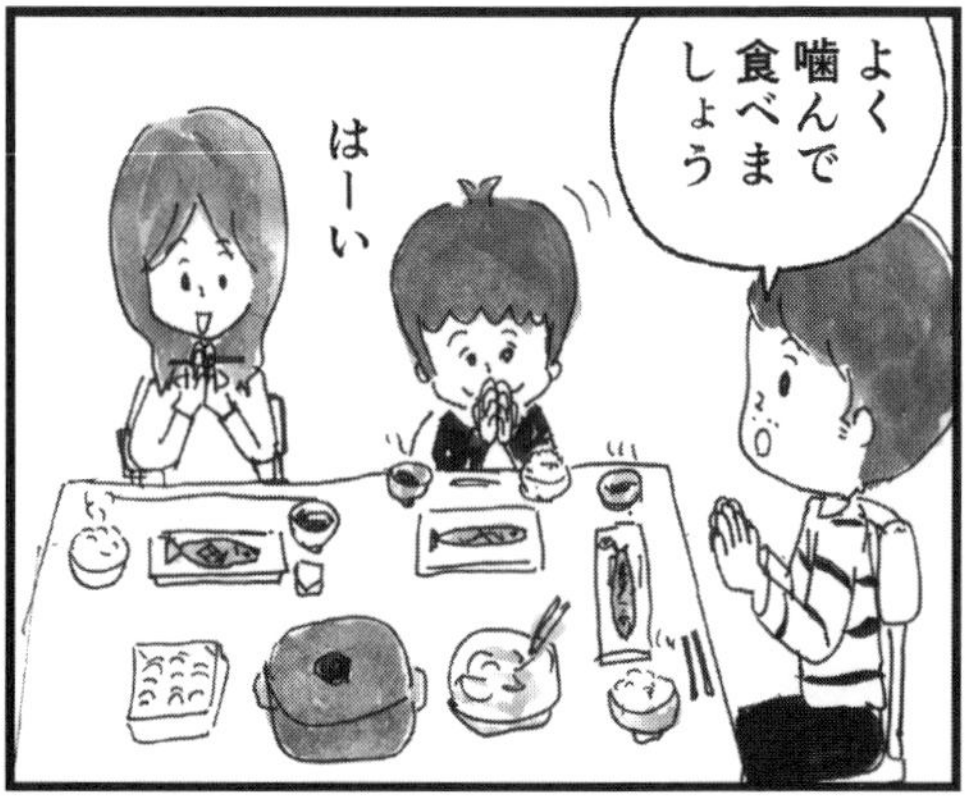

セロトニンは気分を安定させる神経伝達物質なので、喜怒哀楽の感情をコントロールしています。

そのためセロトニン不足だと、感情がコントロールできず、やらなければならない仕事があるときに、それに向かってても手につかないことがあります。

このセロトニンを増やすためには、規則正しい生活をして「朝陽を浴びること」がまず重要ですが、その他にも、日々の生活のなかで、すぐに実践できる方法が2つあります。

1　食事で増やす

セロトニンは、アミノ酸の一種である「トリプトファン」を原料にしてつくられます。このトリプトファンは体で生成できない必須アミノ酸ですから、増やすためには食事として摂取するしか方法がありません。

トリプトファンが豊富に含まれる食材は、肉類や魚類などの動物性たんぱく質。また、乳製品、バナナ、アボカドなどにも多く含まれています。

といっても、焼肉食べ放題などでたくさんのお肉を食べるのではなく、野菜もしっかりと摂れる定食スタイルがおすすめです。定食スタイルには味噌汁や納豆がついていることが多いので、大豆たんぱく質も摂取することができます。

そしてその食事のときには、**リズミカルな「咀嚼《そしゃく》」によりセロトニンが出る**ことが明らかにされています。

やらなければならない仕事が多く、忙しいときは食事に時間をかけていられないこともあるでしょう。しかし、忙しくて焦《あせ》っているときだからこそ、食事のときはゆっくりと咀嚼するクセをつけてみてください。そうすればセロトニン分泌が促《うなが》され、情緒《じょうちょ》が安定してくるはずです。

2 運動で増やす

現代人は40年前の40％くらいしか身体活動をしていないそうですが、セロトニンを増やしたいのであれば、定期的な運動習慣が必要です。

運動は脳内のＢＤＮＦ（脳由来神経栄養因子）を増やし、神経細胞を成長させることが知られています。そしてその結果としてセロトニンの量が増え、精神安定効果があるといわれています。運動療法はうつ病の治療として用いられており、抗うつ薬を使用するのと同じくらいの効果があるという研究も。

とくにおすすめなのがウォーキングやランニング、水泳など、体内に酸素を大量に取り込みながら規則的なくり返しのある軽い運動をおこなう「**有酸素運動**」です。

有酸素運動は、脳の血流を改善しニューロン（神経細胞）への栄養を増やすので、脳の活動が活性化することが示唆《しさ》されています。継続的な運動によって、脳の認知能力が強化されるのです。

また、一定のリズム運動はセロトニンにいい影響を与えるので、ウォーキングをする場合でも、「1、2、1、2……」と頭のなかでしっかりリズムを取りながら歩くように、リズムを意識した運動をおすすめします。

085.
食後の高血糖を意識しない人ほど失敗する

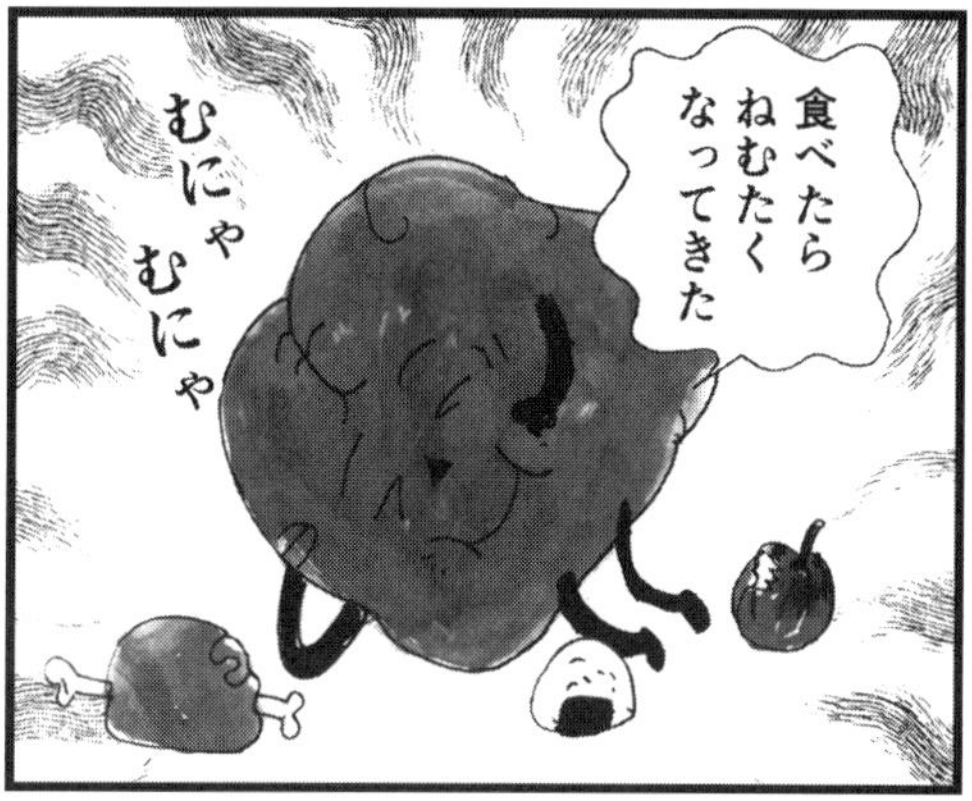

食事をした後に、なんだか眠くなったりすることがありますよね。それは、血糖値が異常に高くなっていることが原因の可能性があります。

いやいや、健康診断でちゃんとチェックしているし、糖尿病とはいわれていないし、家族に糖尿病はいないしという健康自慢の人でも注意が必要です。

健康診断では空腹時の血糖値を測定するのですが、糖尿病予備群の人には、空腹時血糖が正常でも食後の血糖値が跳ね上がったまま下がらない人がいるのです。

私たちは食事をすれば必ず血糖値が上がります。そして、健康な人であれば、食後2時間もすれば、膵臓《すいぞう》から分泌されるインスリンによって血糖値は140mg／dℓ未満まで低下します。しかし、なかには食後2時間たっても血糖値が低下せず、140mg／dℓ以上の高い値が続く状態の人たちがいます。

なぜ食後の血糖値が充分に下がらないかというと、インスリンの分泌量が少なかったり、インスリンの効果が出にくい体質になっていて、血糖値を下げられなくなっているからです。このような状態を「**食後高血糖**」と呼び、動脈硬化を促進し、将来の脳梗塞《のうこうそく》や心筋梗《しんきんこう》塞《そく》などのリスクが高まることが明らかになっています。最近は、「血糖値スパイク」や「グルコーススパイク」と呼ばれており、聞いたことがある人も多いかもしれません。

この「食後高血糖」の特徴は、「メタボ体形の中高年以降の人」にかぎらず、「一見スリムな若い人」にも多いことです。症状の自覚が難しく、発見が難しいのですが、やる気があるにもかかわらず、食後に異常な眠気が出てやる気を削《そ》がれる場合は、食後高血糖を疑ったほうがいいかもしれません。

食後高血糖にともなってやる気が出なくなるのを防ぐためには、やはり食事内容を見直すことです。そのためのキーワードが「糖質」です。「低糖質の食事（糖質オフ食品）」「血糖値の上昇がゆるやかなもの（低ＧＩ食品）」を意識して摂るようにしましょう。

「低糖質の食事」といっても身構えることはありません。具体的にいうと、「ごはん、もち、麺類、パスタ、パン、ケーキ、お菓子類、いも類」を控えればいいのです。

「え、食べるものがなくなっちゃうじゃん!?」という人は、まずは**「食事は主食抜きでおかずだけ」というルールを実践する**だけでもかなりの効果が見込めます。

「毎食必ず、白米を1膳以上食べる」という習慣が身にしみついた人は玄米に変えるだけでも効果があります。玄米のほうが白米よりも血糖値を緩やかに上げるからです。

食後にやる気が決まってなくなる人は、血糖値を緩やかに上げる食事に変えるだけでも効果があるので実践してみてください。

086.
不眠気味なら「Pokémon Go」をやる

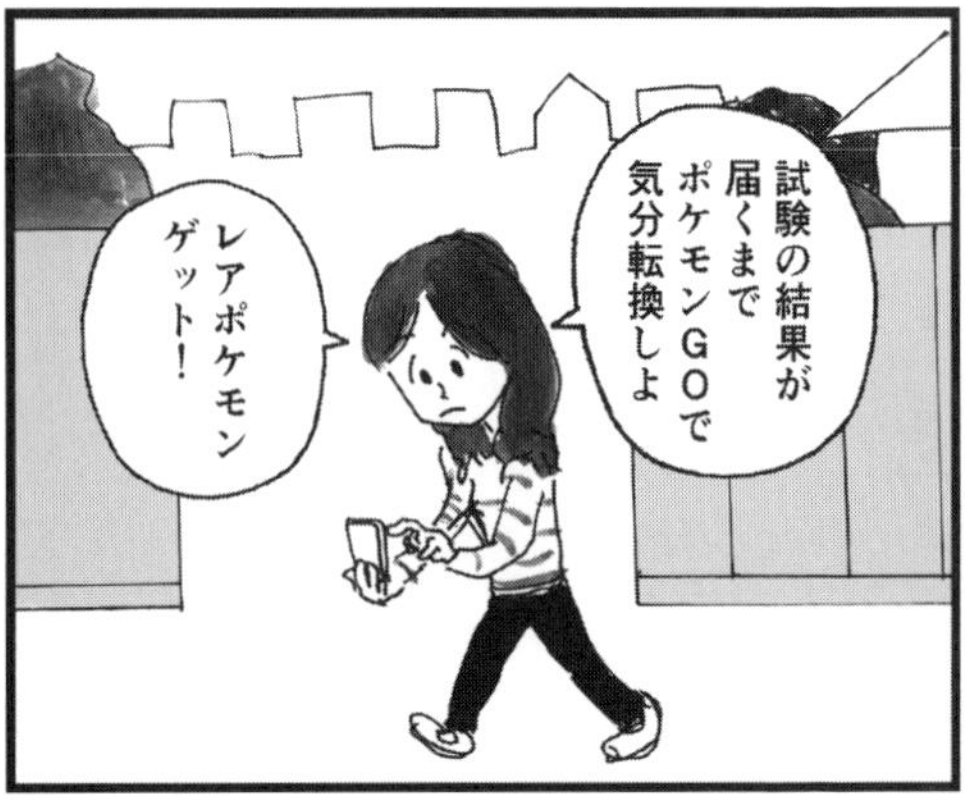
試験の結果が届くまでポケモンGOで気分転換しよ
レアポケモンゲット！

私自身、診察中にいろいろな患者さんからお話を伺いますが、最近は食事に気をつけている人が増えてきたと感じる一方、運動不足については自覚しているものの改善されていない人がまだ多いという印象をもっています。

最近の携帯電話やスマホは歩数計が付いていることが多いので、たまに患者さんに見せてもらうのですが、**デスクワークの人たちの場合、1日に2000歩から3000歩くらいしか動いていていない**ことも少なくありません。

運動不足解消の第一歩は「歩く」こと。楽しみながら歩くことができるゲームなら、運動不足な現代人を家の外に連れ出し、自然と運動不足の解消に導いてくれるのではないでしょうか。

たとえば、全世界で大フィーバーを起こしたスマートフォン用アプリ「ポケモンＧＯ」。位置情報を活用することで、現実世界でポケモンを捕まえたり、交換やバトルができるというゲームです。

公式サイトで「モニターの中だけで完結せず、プレイヤーは実際に家の外に出てポケモンを探したり、他のプレイヤーと出会ったりしながら楽しむことができる」と説明されているとおり、街に出ないと楽しむことができないアプリになっている点が、従来のゲームとの大きな違いです。

医師としても、このような遊び方を提案する「ポケモンＧＯ」は、多くの現代人が抱えているさまざまな健康問題を解決してくれる可能性をもつ素晴らしいアプリだと思います。

まず、外に出て歩くということだけでも運動量の増加、肥満予防、骨粗しょう症予防、筋肉量のアップに直結します。

さらに、毎日が忙しく、「なんだかもうやる気が起きない……」という人も、「ポケモンＧＯ」を起動して歩き出すことで、自然と「やる気」に満ち溢れた生活につながることが期待できます。やる気というものはじっとしていて突然出現することは、まずありません。具体的に体を動かして行動を起こすことで、初めて湧《わ》いてくるものなのです。実際、抗うつ薬の服用よりも適度な運動をしたほうがうつ病が改善するという研究結果もあります。

また、最近は「よく眠れない」といって病院にいらっしゃる方も多いですが、じつは不眠の大きな原因のひとつとして問題となっているのも「運動不足」。日中に体が疲れるくらいの運動量を確保できていない人が多く、そのために寝つきが悪くなったり、夜中に目が覚めてしまったり……という不眠に悩まされています。

ですから、「ポケモンGO」で遊ぶことで疲れを感じるくらい歩けば、運動不足による不眠は必ず改善していくはずです。

最後に、健康的に「ポケモンGO」を楽しむためのコツを紹介しておきます。

1　歩く姿勢をちょっと意識する

スマホを見ながら歩くと、うつむき加減で猫背になってしまうのでやめましょう。そもそも、周囲を見ない「ながら歩き」になる点でも危険です。

まずはマリオネット人形のように頭を糸で引っ張られているような意識で立ってみましょう。そして、かかとから足の親指に体重を移動させるよう意識しながら歩くといいでしょう。また、腕の振りは大きめに。

もし、長時間歩いて、膝や足首、股関節《こかんせつ》が痛む場合は靴のなかのインソールを替えると改善することがありますが、痛みが続くときは整形外科などを受診してください。

歩く姿勢を意識するだけで、余計な負担をかけずに運動量をあげることができます。

2 脈拍と速度を意識する

慢性的な運動不足なら、お散歩感覚でゆっくりウォーキングを楽しむだけでも効果があります。しかし、せっかくですからさらに運動不足を改善するような歩き方をするのもよいでしょう。

ポイントは「脈拍数」です。どのくらいの脈拍数を目指せばいいかというと、歩き慣れないうちは、年齢をもとに算出された最大心拍数のだいたい60％くらいのペースで歩いてください。

計算式は「最大心拍数（回／分）＝２２０－年齢」です。

40歳の人だと、１８０×０・６＝１０８回／分、60歳の人だと１６０×０・６＝96回／分くらいの脈拍になるようなスピードで歩きましょう。歩くことに慣れてきたら、徐々に脈拍数を上げていき、最大心拍数の80％くらいのスピードでも歩けることを目指しましょう。

3　外に出る前と帰ってからは軽くストレッチをする

今までほとんど運動していない人がいきなり張り切って歩き出すと、怪我《けが》につながることがあります。軽くでもいいのでストレッチをおこない、筋肉や腱《けん》を伸ばして関節の動く範囲を広げましょう。

とくに股関節や膝関節、足首のストレッチが有効です。運動が終わった後にもストレッチをすることで、緊張した筋肉がほぐれ、翌日に疲れが残りにくくなります。

087.
行動できる人は早起きの習性がある

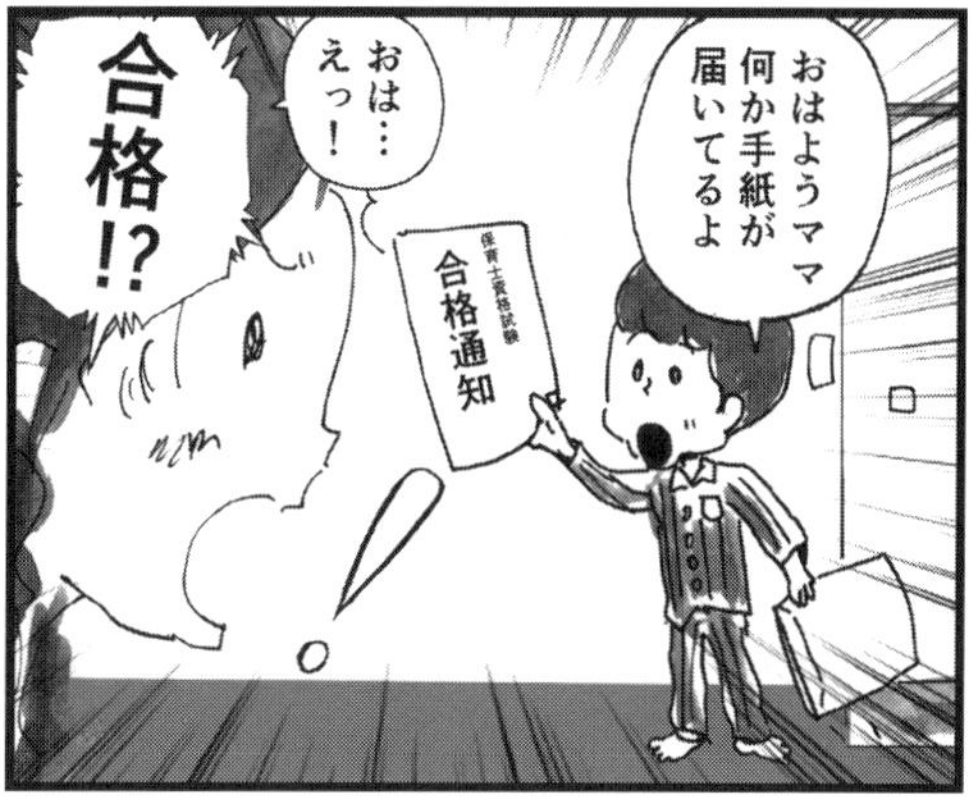
おはようママ
何か手紙が
届いてるよ
保育士資格試験
合格通知
おは…
えっ！
合格!?

アップル社のティム・クック氏、アマゾンのジェフ・ベゾス氏、元スターバックスのハワード・シュルツ氏など名だたるＣＥＯのほとんどは、朝５時には起きている朝型人間だといわれています。

プレジデント社が５００人を対象に２０１５年におこなった調査では、年収１４００万円を超える人の６割が朝型のライフスタイルだったとのこと。また、貯金がほぼゼロ（１０００万円未満）層だと、朝型が約２割、夜型が約５割であるのに対し、**貯金５０００万円**

以上では、朝型が約4割、夜型が約2割と、その比率はほぼ逆転していました。

なぜ、朝の時間が有用なのかというと、脳のコンディションがよいからです。

先のプレジデント社の調査では、早起きの人は決して睡眠時間が短いわけではないということがわかっています。しっかり睡眠を取って脳のコンディションを整えているのです。

睡眠によって、**前日に脳が五感で受け取った情報は整理整頓される**ので、朝の頭はフレッシュな状態となっています。それに加えて、私たちの注意力や判断力は、車のガソリンのように使えば使うほど減っていくので、朝のフレッシュな状態で判断することが望ましいのです。

また、早朝は、多忙な人でも誰にも邪魔されることがない貴重な時間です。昨日の自分を反省したり、これからのやるべきことを考えたり、自分だけの時間をつくれる早朝を有効に活用するべきです。

088.
脳疲労を溜めこまない休息法

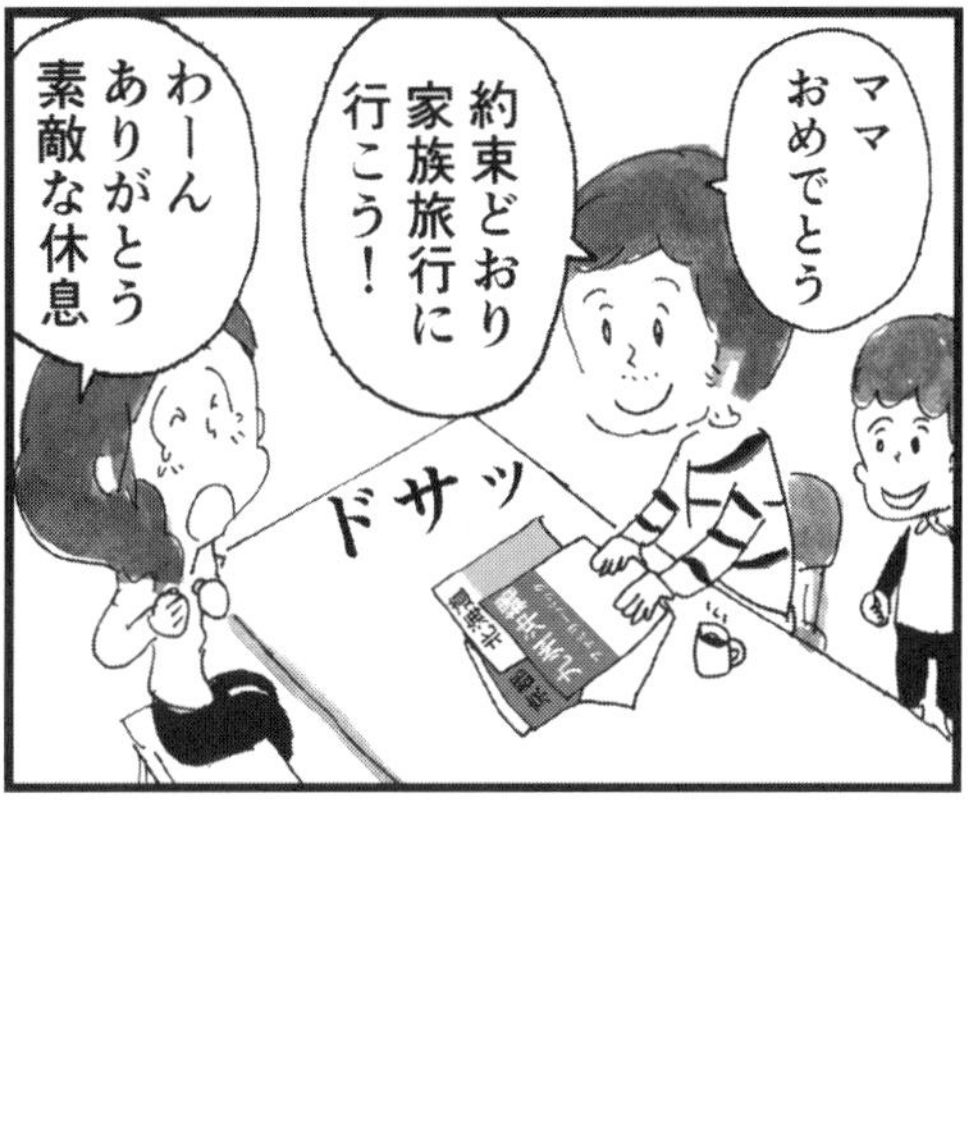
ママ
おめでとう
約束どおり
家族旅行に
行こう!
わーん
ありがとう
素敵な休息
ドサッ

朝起きてもなんだか疲れがとれない、だるいなんてことはありませんか。仕事が忙しくてゆっくり休めない人もいるでしょうし、あれもこれもやりたいと思っていると1日が24時間では足りないでしょう。そして、疲労は翌日に持ち越されて、さらに仕事のパフォーマンスが低下してしまう。

体調や生活習慣の乱れのために日々疲労が蓄積され、肉体的な疲労よりも脳の疲れが目立つパターンが増えてきています。

その疲労を軽減させるためには、なんといっても睡眠を取って休養することですが、なかなか十分な睡眠時間を確保するのは難しいという人も多いでしょう。休日はゆっくり家で寝ていたいと思うこともありますが、ここでは思い切って発想を変えてみましょう。とても疲れていても、昔からの友だちと食事にいって会話を楽しんだり、休日にゴルフにいって自然と触れ合ったりすると、逆に疲れがとれたような感じがすると思います。このような休息法を「**アクティブレスト**」と呼びます。

軽い有酸素運動でいいので、ジョギングやヨガやストレッチなどをあえて休日に積極的におこなう。すると筋肉に隅々まで血流が届くようになって体の疲労も改善する効果があり、さらにはセロトニンが分泌されて心のリラックスを取り戻すことができます。

もし、体を動かす時間がどうしても取れないときはプチ瞑想《めいそう》がおすすめ。**リラックスした姿勢で鼻から5秒で息を吸って、10秒かけて吐く。**その呼吸だけに意識を集中して、5～10分くらいやってみてください。

リビングや寝室でもどこでもできますが、38～40度のお湯で半身浴をしながらやると、よりリラックスできます。

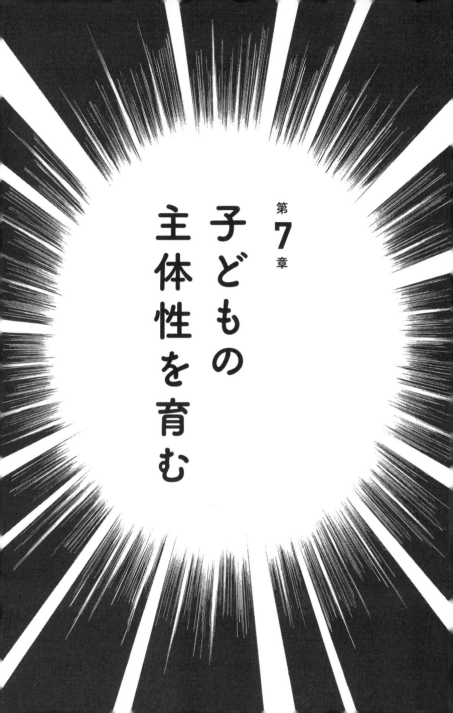

第7章

子どもの主体性を育む

089.
未熟な脳に探求心を芽生えさせる

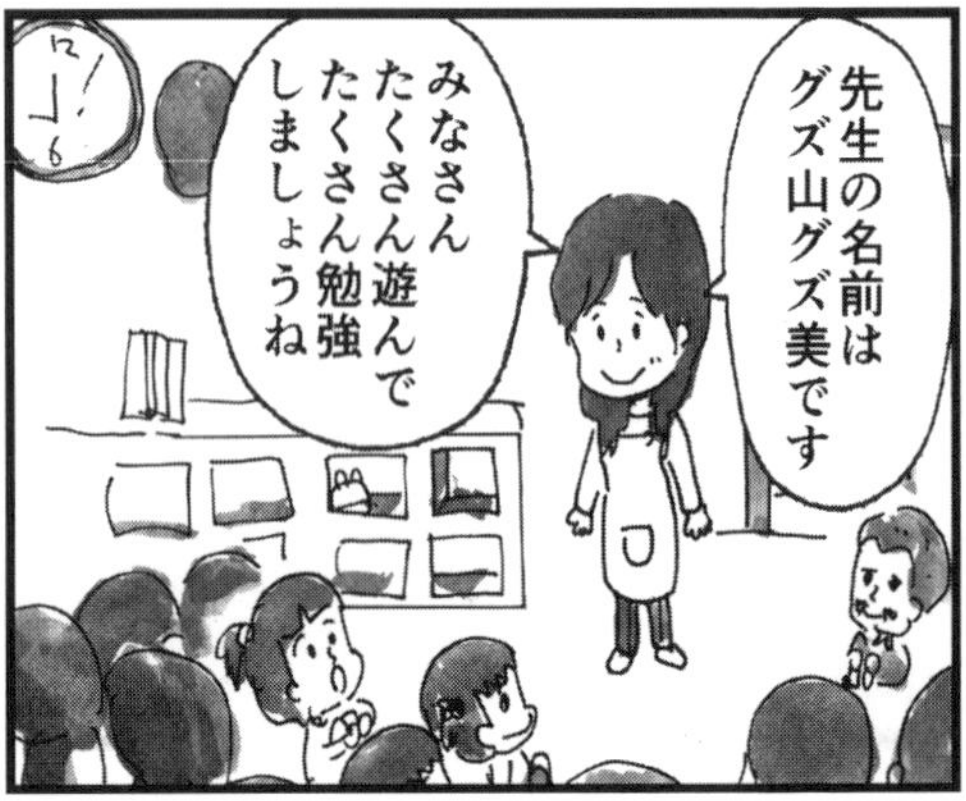

先生の名前はグズ山グズ美です
みなさんたくさん遊んでたくさん勉強しましょうね

厚生労働省が発表している人口動態統計によると、2016年に生まれた子どもの数は97万6979人となり、1899年に統計をとり始めて以来はじめて100万人を割り込んでおり、少子化は社会問題になっています。

その一方で、子どもが小さいときからさまざまな経験をさせ、将来の役に立てたいと願う親が増えているために、さまざまな習い事を教える幼児教室が街にあふれています。

満1歳から小学校就学までの時期を幼児期といい、その時期の教育を幼児教育と呼びます。さらに、胎児のころから1歳までは超早期教育と呼ぶこともあります。たしかに、このころの脳は柔軟で変化に富み、知的好奇心が旺盛な時期なので、あらゆることを吸収し脳は発達していきます。

ピアノやスイミング、あるいは記憶力を伸ばすメソッドなどさまざまなタイプの幼児教育がありますが、早期にやればやるほど本人の能力が伸びていくことを期待したくなります。しかし、**詰め込み型の早期教育による先行者アドバンテージは、ほぼ中学くらいで消失する**といわれています。

また、両親の過度の期待から子どもたちにプレッシャーをかけるような教育はやめたほうがいいでしょう。この時期に一番大事なことは、答えを詰め込むことではなく、自主的に学ぼうとする力を養うことです。与えられた教育をこなすことよりも、今ある遊び道具で新しい遊びをつくり上げたりするほうがよっぽど大事なことです。

早期教育は子どもの能力を直接的に伸ばすというよりも、興味のある分野を探すものだというふうに考えて、子どもの好奇心を摘み取ることをせず、あらゆることを経験させてください。家庭でも工夫をすればさまざまなことを子どもたちに教えることはできるはずです。

090.
やる気をさげる子どもの眼精疲労

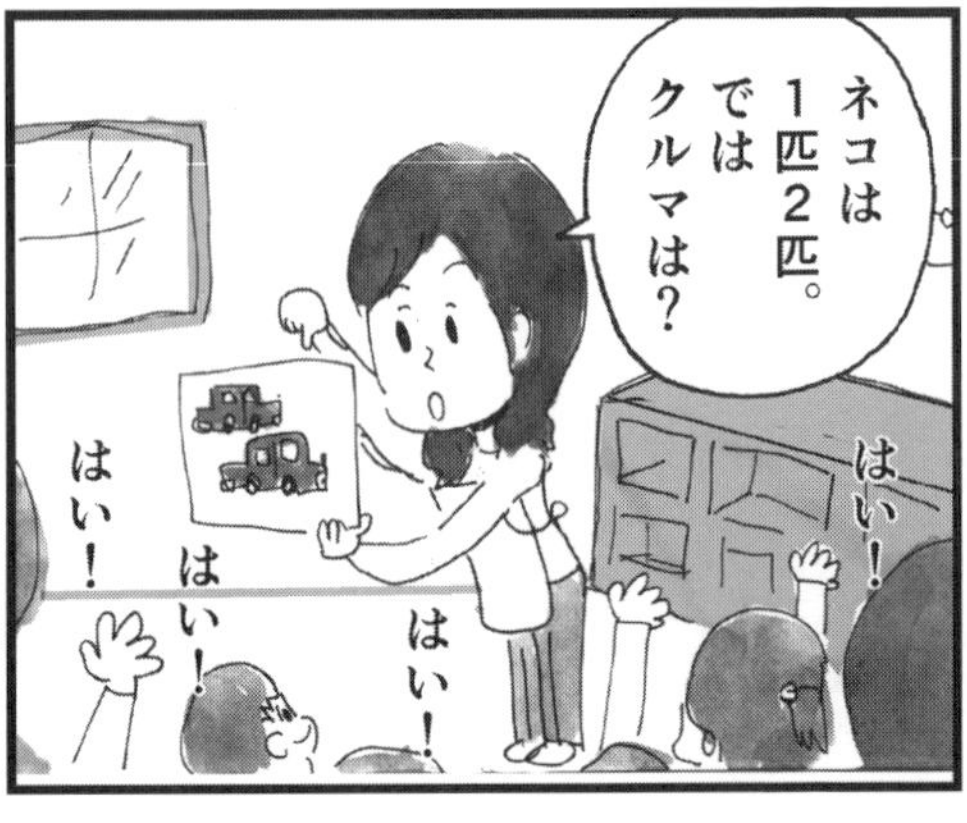
ネコは1匹2匹。ではクルマは？
はい！
はい！
はい！
はい！

子どもに教えることは、何ごとも早すぎることはなく、子どもが興味をもっているのであれば積極的に体験させるべきだと私は考えます。とくに、専門の教室にいかなくても家庭内で工夫をすることで、無理に強要せず、楽しみながら算数や英語などに触れるようにするといいでしょう。

たとえば英語なら、聞き取り能力が重要になってくるのですが、小学校低学年までに積極的に正しい発音を聞かせることで、日本人には難しいとされる「R」と「L」の区別がつくようになるといわれています。両親は英語が得意でなくてもいいので、動画サイトやCD教材などを利用して、子どもの耳を鍛えていきましょう。

算数は、1から100までをいわせるよりも、「1個、2個」「1台、2台」と単位まで教えるのがおすすめです。単なる数字がそうすることによってモノと結びつくので覚えやすくなります。

また最近は、幼児期からスマホなどのデジタル機器に触れる機会が多くなってきました。初等中等教育段階におけるプログラミング教育を推進する動きから、小学生向けのプログラミング教室が急増し、幼児・小学低学年でも簡単な体験ができるプログラミング教育アプリなども増えていますが、デジタルデバイスが生活に密着することによる子どもの急激な視力低下が問題となっています。

2014年に文部科学省が発表した「学校保健統計調査」によると、小学生の8人に1人は裸眼視力が0・7未満であり、**メガネをかけないと授業に支障をきたすといわれる視力0・3未満の割合が、30年前と比べ3倍以上に増加している**ことがわかりました。

至近距離で小さな画面を長時間見ることによって目に負担がかかり、焦点が網膜よりも手前に固定された結果、短期間で近視が進んでしまうのです。

目の疲れ（眼精疲労）はやる気の低下につながります。スマホやパソコン作業が長時間続くと、目のまわりの筋肉である毛様体筋《もうようたいきん》が緊張し続けてしまいます。そうなると、**自律神経のうち交感神経《こうかんしんけい》が長時間働きっ放しになる**ため、イライラしたり、ときには頭痛につながりやすくなり、子どもの集中力を奪ってしまいます。

そのため、デジタル機器を幼児期に使用する際には以下のことに注意してください。

1　目と画面の距離は50センチ以上離しましょう。

2　下を向かず、首をまっすぐにして正面から画面を見ましょう。

3　5分に1回、パチパチとまばたきを意識するようにしてドライアイを防ぎましょう。

4　1時間に一度は休憩を入れましょう。

5　休憩の際には、空など遠くのものを見て目の調整能力を休めましょう。

子どもたちが生きる未来は、きっと今よりもデジタルデバイスが進化し、さらに生活に密着したものとなっていることでしょう。だから、私たち大人はそれを毛嫌いするのではなく、正しい使い方を教えていくことが何よりも重要なことだと思います。

091. 勉強する子の親はスマホをいじらない

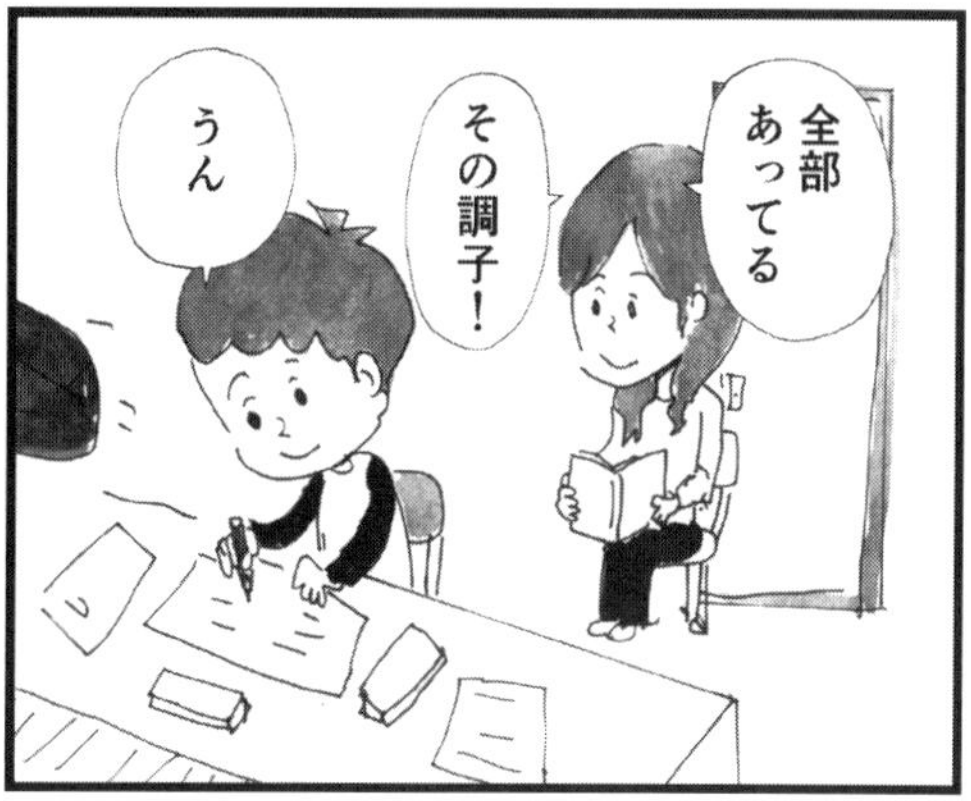

子どもが机に向かっても勉強が長続きしない、そんな悩みをもっている親御さんは多いと思います。そんなときに見直していただきたいのは、**子どもの姿勢とスマホのスイッチオフ**です。

私の診察室には子どもさんもいらっしゃることが多いのですが、最近、姿勢が悪い子どもが多くなってきています。子どもの頭痛は、片頭痛《へんずつう》あるいは副鼻腔炎《ふくびくうえん》によるものが多かったのですが、最近、姿勢の悪さに伴う筋緊張型頭痛が増えてきています。

走り回ることをしなくなったり、外で遊ばなくなった結果、筋力が低下して姿勢が悪くなっているだけでなく、親たちもデジタルデバイスを用いるようになったために、下を向く機会が増え姿勢が悪くなっているので、子どもに注意できない面もあるのかもしれません。

子どもにやる気がないときは、きっと姿勢も悪くうなだれているはずです。そんなときは姿勢をしっかり注意しましょう。

『アゴトレ』の著者でメディカルトレーナーの伊藤和磨《いとうかずま》氏によれば、注目すべき点は、まず**顎《あご》を引く**ことだといいます。

やり方は、イスに座りアゴを引いて骨盤を立てます（背筋を伸ばす）。

片手の拳《こぶし》を胸骨《きょうこつ》、胸の中心につけ、人差し指を立てます。シーッという内緒のポーズです。

この人差し指より顎が前に出ないように口を閉じて、舌先を上の歯の根本につけ、ゆっくりとうなずきます。下を向くというよりは、軽くうなずいて頭を後方に移動させてみてください。

このような姿勢を取ると、猫背でうつむいている姿勢よりも、堂々としたポーズになるので、子どもたちのやる気アップにつながります。

もうひとつ、南カリフォルニア大学（ＵＳＣ）が２０１７年４月におこなった調査で、母親か父親が、自分よりモバイル機器を大事にしているとときどき感じることがある、と答えた子どもの比率を見ると、日本は20％、米国は6％だったそうです。

日本の子どものほうがアメリカに比べて約3倍も、親は自分よりスマホが大事だと思っているのではないかと考えているようです。

親は子どもに勉強しなさいといっているのに、自分は熱心にスマホをいじっていたりすると、子どもたちのやる気を削《そ》いでしまうことにつながります。

子どものやる気は、待っていても出てくるわけではなく、作業を始めたあとでだんだんと出てくるものなのです。子どもは嫌々ながらやっているうちに夢中になっていきます。つまり、やる気を生み出す方法は、まずやってみることなのです。

ですから、私たちもスマホを置いて、子どもと一緒に勉強机の前に座って何か作業を始めましょう。そうすれば、子どもたちのミラーニューロンの働きが活発になってやる気も集中力も出てくるでしょう。

092.
子どもの疑問を受け入れ議論する

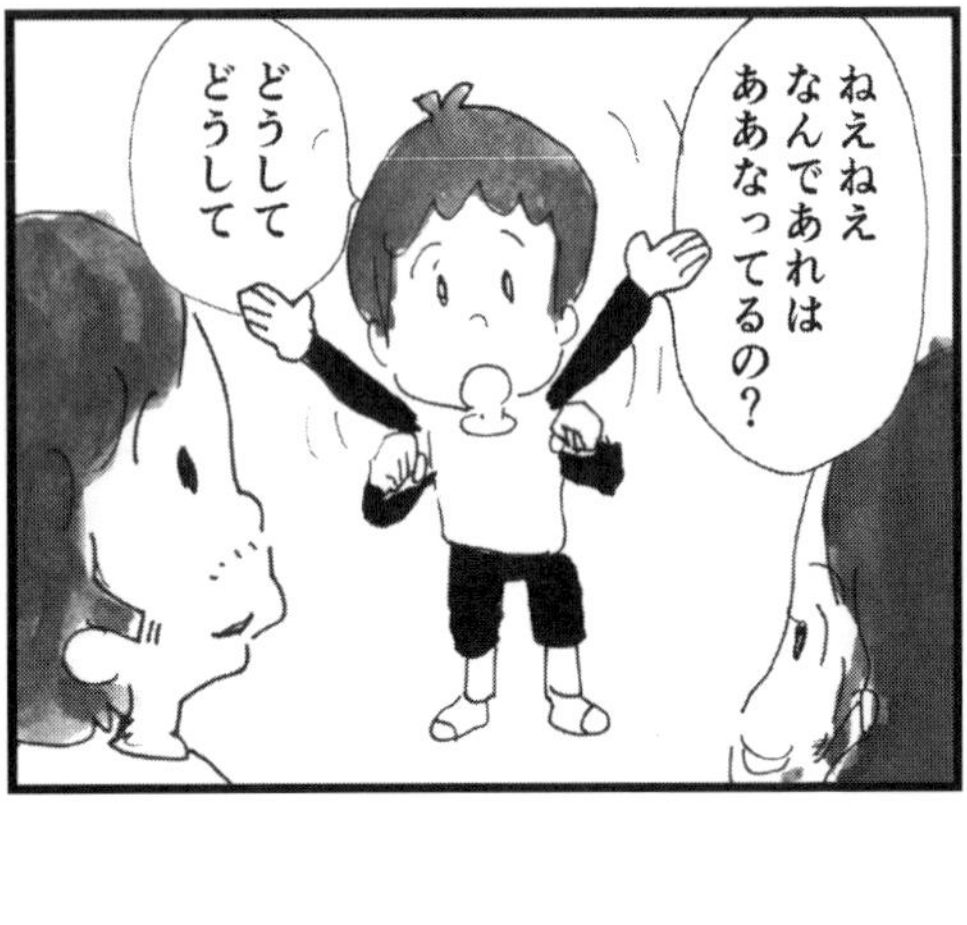
ねえねえ
なんであれは
ああなってるの?
どうして
どうして

大人になって漢字は読むことはできるけれど書けなくなっていると自覚している人は多いのではないでしょうか。横線が一本なのか二本なのか、つい迷ってしまうことがありますよね。本を読んだり新聞を読んだりしているので読むアウトプットはしますが、パソコンなどを利用していると漢字を書くことをしなくなるため書けなくなっているのです。

私たちの脳は、詰め込むようなインプットよりも、人に教えたりするアウトプットを通してのほうがものごとをよく覚えるものです。ですから、子どもたちには、知識を詰め込むだけではなく、できるだけアウトプットさせることが大切です。その効果的な方法をご紹介します。

1 興味をもって話を聞く

子どもがある事柄を知りたがる。もしくは、疑問をもったとします。その疑問や問いを親は大切にして、興味をもってあげることが重要です。スマホをいじりながら聞いたりせずに、ちゃんと目を見て聞いてあげましょう。

2 どうしてそう思ったか尋ねる

その疑問についてどうしてそう思ったか、それでどう思うか尋ねましょう。「どうして?」と聞き返してみてください。家族で一つの話題に対して議論するようなイメージです。

3 褒める

どんな結論を出そうとも、最初は褒めること。間違っていることをすぐに訂正させるのではなく、そこまでの結論に至った過程を褒めてあげてください。

このようなことを意識するだけで、まず子どもの表現力、そして伝える力が高まります。コミュニケーションのなかで、「自分」を出すための訓練にもなります。

また、最近、子どもの「キレやすさ」が問題にされますが、子どもの不機嫌そうな顔を見たら、「じゃあ、どうすればいいか」と言葉にさせてみることで、カッとならずに気持ちを言語化させる力が身についていくはずです。

093.
常になんらかを「大げさに」褒める

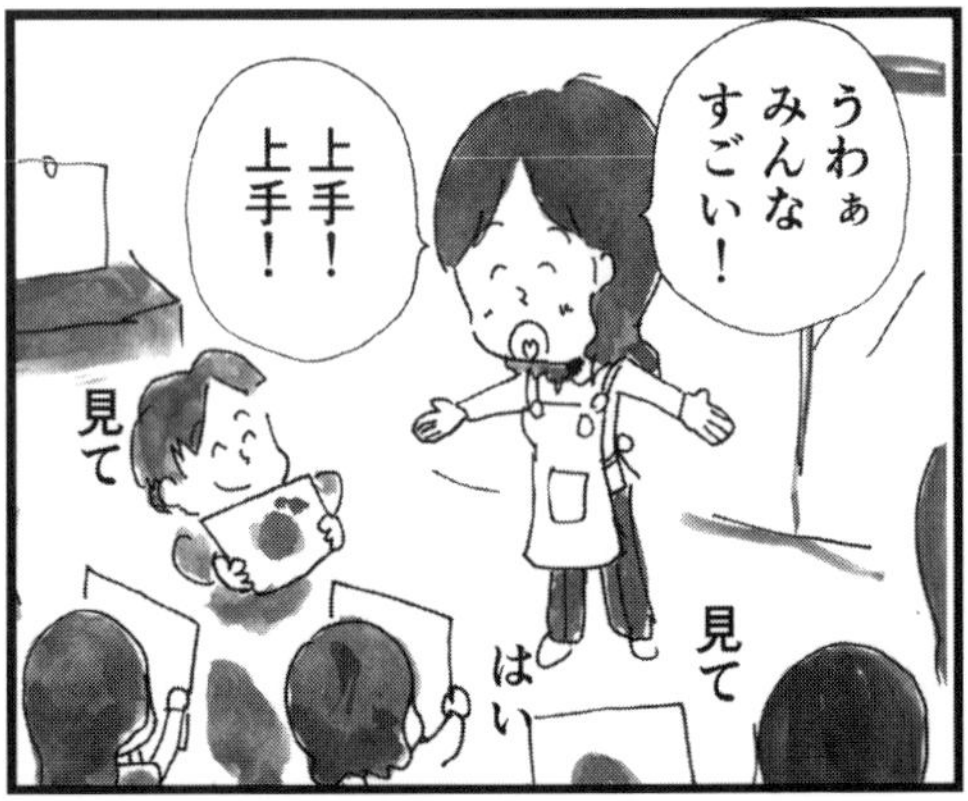

子どもの脳の特徴は、知的好奇心が強く柔軟性に富んでいることです。ですから、さまざまな知識を吸収し、どんどん自分のものとして成長していきます。

そして、子どもたちがなによりも拠り所にしているのは「**自己肯定感**」。自分に自信をもたせることが子どもたちには必要で、それを最大限サポートするためには「褒める」ことこそが最も効果的です。ここでは褒め方で気をつけたい3つのコツをお教えします。うまく使って「褒め上手」な親になりましょう。

1　タイミングを見計らう

褒めるべきことをしたのを見つけたらすぐに褒めてください。心への響き方が違います。子どもは後で褒められても覚えていないものです。タイミングがズレた場合は、第三者が褒めていたことにして改めて伝えてもいいでしょう。

2　大げさなスキンシップ

感情を込めて目を見て褒めるだけではなく、スキンシップを有効に使いましょう。頭をなでたり、抱っこをしてあげたり、少し大げさだなと思うくらいがちょうどよいでしょう。

3　ひと言追加してみる

ただ、漠然と「すごいね！」といわれても、子どもたちはだんだんと慣れてきて心に響かなくなります。褒めたいポイントをなるべく具体的に表現してみましょう。

「上手な絵だね！」というだけではなく、ひと言追加して「色が綺麗で上手な絵だね！よくがんばったね」といってあげると、子どもたちはさらに喜ぶことでしょう。

なかなか褒めることが見つからないときには、「**ありがとう**」をたくさん言ってあげましょう。手伝ってくれてありがとう、ごはんを残さず食べてくれてありがとう、オフロに入ってくれてありがとう、勉強してくれてありがとうなど、子どもたちに素直に感謝の気持ちを伝えることも褒めることになります。

また、気をつけていただきたいのは、「**他人と比較して褒める**」こと。これを覚えてしまうと、何に対しても「他人に勝てば褒めてもらえる」と思うようになり、人の目を気にしたり、攻撃的になったり、子どもが目的を見失ったりしてしまいます。このようにズレた褒め方はしないようにしましょう。

094.
壁を越える力を伸ばす効果的な方法

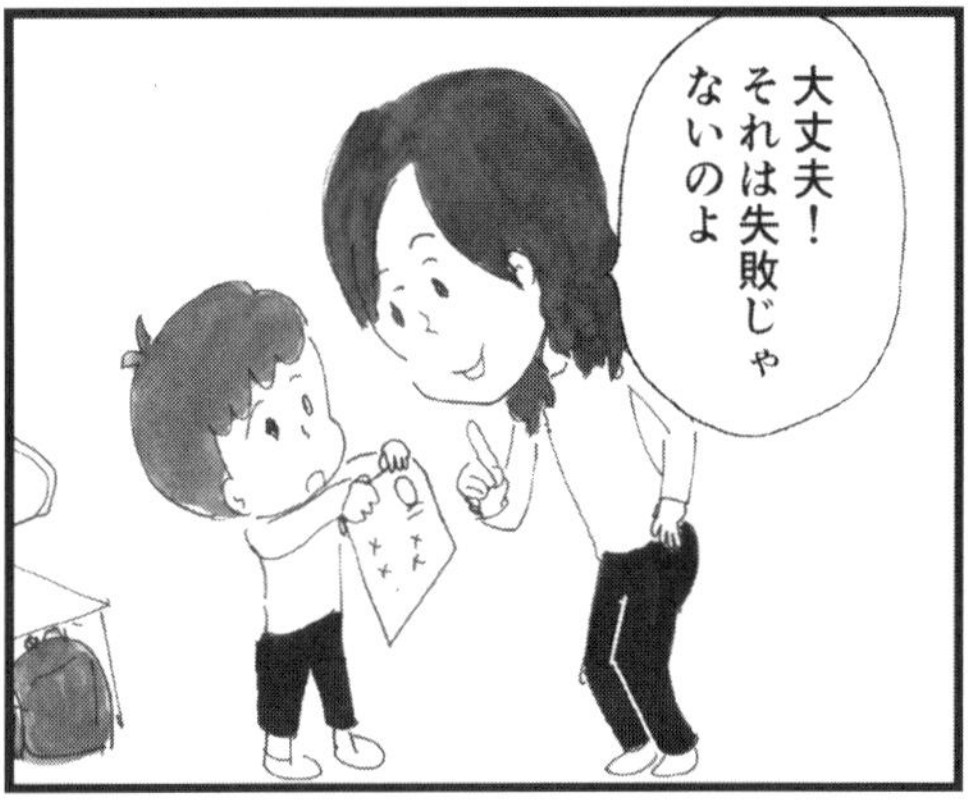

親は子どもが失敗しないためにさまざまな援助をします。たとえば、転ぶ前に手を差し伸べて起き上がらせる。これは大怪我《けが》をしないために必要なことですが、痛みを遠ざけすぎるのは考えもの。ある程度は転びながら歩き方を覚えさせるのも大切なことです。「これは失敗ではない、うまくいかない方法を見つけただけだ」とトーマス・エジソンはいいました。子どもたちの教育には、この精神が必要です。たくさんのチャレンジをさせ、たくさん失敗を学ばせる。そのくり返しが子どもたちの「努力する力」を育《はぐく》みます。

最近は一度失敗しただけでも、心が折れてしまう人が増えています。子どもがすぐにあきらめず、自分で壁を乗り越える力と、失敗してもすぐに立ち直れる心の回復力を高めるためにも、次のような手助けを意識してほしいと思います。

1　すぐに手伝わない

答えを教えるというよりはアドバイスをするという感覚で語りかけましょう。

2　失敗したら「どこがいけなかったんだろう？」

結果を非難するのではなく、一緒に失敗した理由を考えてみましょう。

3　「なんでできないの！」と叱らない

行動を起こしたことを否定されると、次に行動を起こすときの障害となり、チャレンジする気持ちが失われていきます。

4　やって見せる

できる人を観察していると、ミラーニューロンが反応し、実際に体験したような電気信号が脳内に流れ脳が学習していきます。

5　少しでもできるようになってきたら「よくがんばったね」

私たちは褒められることにより自信が芽生《めば》え、それが心の支えとなります。

095.
『妖怪ウォッチ』で「より多くの力」を引き出す

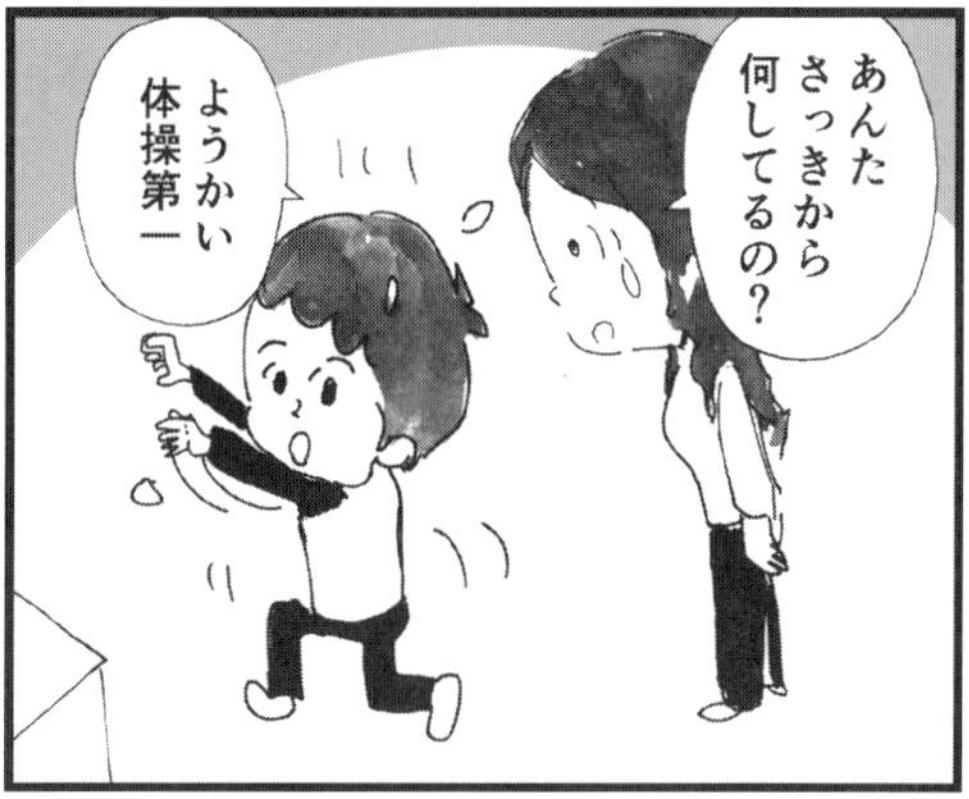
あんた
さっきから
何してるの?
ようかい
体操第一

『妖怪ウォッチ』は、ゲーム、TVアニメ、グッズ、漫画など多様なクロスメディア戦略で、〝ポスト・ポケモン〟として爆発的にヒットしているコンテンツです。ストーリーは、小学5年の主人公ケータが「不思議な時計（妖怪ウォッチ）」を手に入れてから妖怪が見えるようになり、その妖怪と友だちになっていくというもので、「日常の不思議な出来事はすべて妖怪のしわざ」というのが、物語のカギとなるコンセプトとなっています。

そのコンセプトは、子どもたちならだれでも（!?）踊れ、1億回を超える動画再生回数を誇るという「ようかい体操第一」の歌詞のなかにもしっかりと根づいています。

寝坊したのは妖怪のせい。
あの子にフラれたのは妖怪のせい。
ピーマンが食べられたのは妖怪のせい。
ウンチが臭いのは妖怪のせい。

「妖怪ウォッチ」は楽しく夢のあるコンテンツなのですが、注意して扱わないと子どもたちの思考習慣に悪影響が出る可能性があります。

子どものうちから「誰かのせい」ということにして自分を守っていると、前向きな正しい努力から逃げたがる人間になってしまうかもしれないのです。

うまくいかないのは「妖怪のせい」と思っている、小さい子どものうちはまだかわいいのですが、その思考習慣を親や大人たちが放置しておくと、いずれ「友だちのせい」「学校のせい」にと、エスカレートしていくようになります。

そして、社会人になったときには、自分自身が前向きな正しい努力をしなかった結果であるにもかかわらず、あらゆることを「上司のせい」「親のせい」「会社のせい」、そして「社会のせい」にすることになるでしょう。

そうならないためにも、小さいときから、できないことを誰かのせいにするのではなく、

「やり方を変えること」や「見方を変えること」を教えてあげましょう。すなわち、**他人****と過去は変えられないこと、変えられるのは「今」と「自分」だけだ**、という思考習慣を教えてあげることが重要といえます。

もちろん、『妖怪ウォッチ』には脳の働きをよくするトレーニング効果もあります。

『妖怪ウォッチ』に登場する妖怪のキャラクターを少し紹介しましょう。

●相手に「無理」といわせる妖怪、「ムリカベ」

●取り憑《つ》かれると汗が止まらなくなる鬼の妖怪、「あせっか鬼《き》」

●相手の頭に取り憑くことでその人物の記憶を忘れさせてしまう帽子の妖怪、「わすれん帽」

●何度も謝罪させてしまう一反木綿《いったんもめん》のような妖怪、「一旦ゴメン」

気づきました？　そうなんです、『妖怪ウォッチ』の妖怪の名前にはダジャレの要素が含まれているのです。今の小学生の間では、不思議な出来事に対して、妖怪の名前を考えることが流行っているそうです。つまり子どもたちは、「ひらめき」と「メタ認知」を鍛えるトレーニングを自然とおこなっているというわけです。

新たな発想力を身につけて、人を傷つけるような言葉をいう代わりに、どんどん「ダジャレ」をいってもらいたいものです。

096.
1分あたりに話しかける単語数を増やす

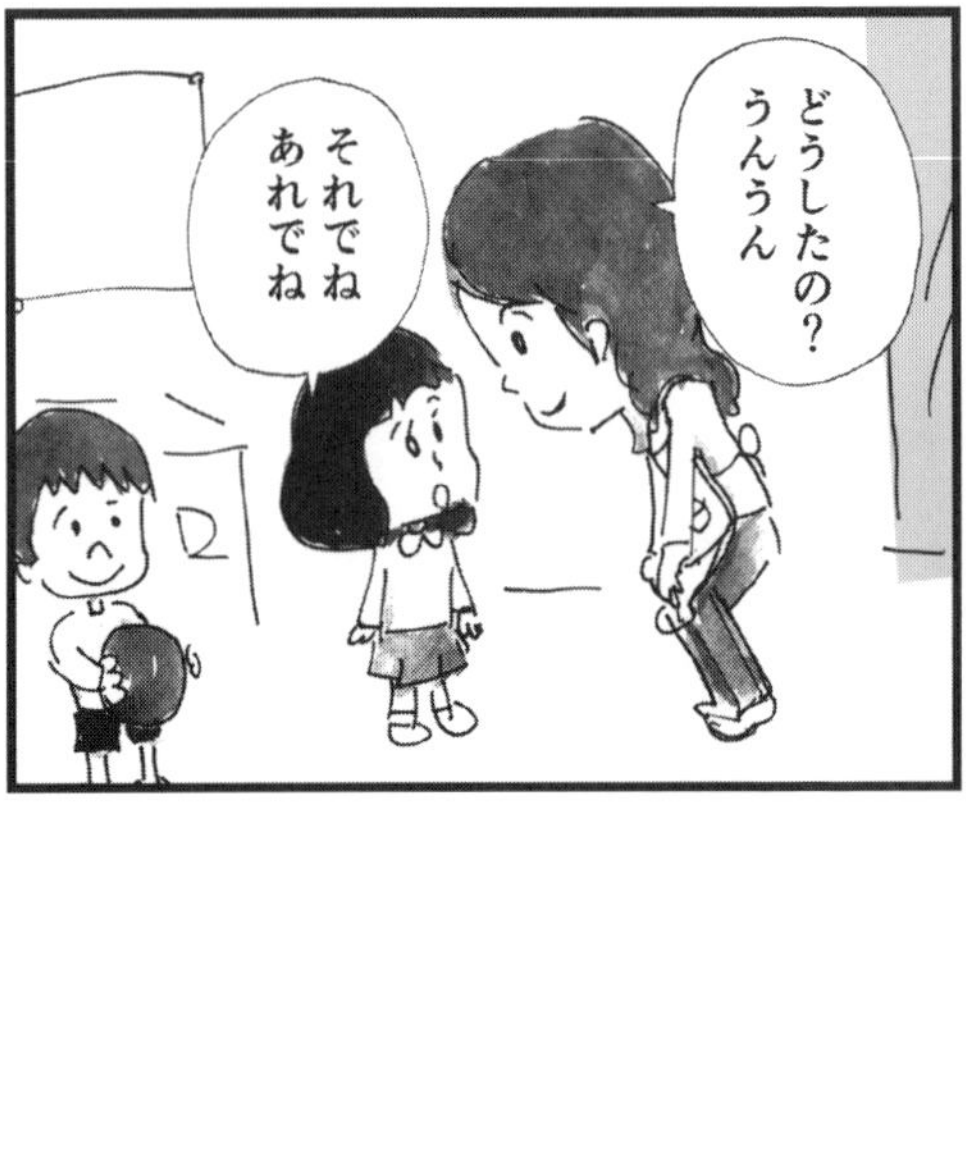

ホリンズ大学の心理学者ティファニー・ペンペック氏は、「テレビをつけっぱなしにしていると、子どもの言語発達を妨げる」という論文を発表しました。

1歳児15人、2歳児17人、3歳児17人とその保護者（父親2人、母親47人）の合計49組を集め、30分間、部屋のテレビをつけっぱなしにしているときと、ついていないときで、親たちの子どもに接する様子がどのように違うかを調べました。すると、**テレビがついているときのほうが、ついていないときよりも、親たちの1分あたりで話す単語数や発話数**

が減るだけではなく、新しい単語数も減っていたということがわかりました。

子どもたちの言語発達は、まず親から影響を受けます。誕生直後の赤ちゃんは、視線と泣き声で、パパやママとのコミュニケーションをとります。これが、今後のコミュニケーションの基礎となります。そして、生後半年を過ぎるてくると、「あうー」「まんま」といった喃語《なんご》を使って意識的にコミュニケーションをおこなうようになり、**この時期の経験が1歳半以降の言語能力の成長につながっていきます。**

親がたくさん話しかければ、子どもは早く覚えるもの。子どもたちが見ていなくても、部屋のテレビをつけっぱなしにしていることは、子どもへ話しかける言葉が減ることになり、言語能力の発達に悪影響を及ぼす可能性があるのです。

テレビだけでなく、〝親のスマホ〟も同様に、子どもの言語能力への悪影響が考えられます。

今、スマホでSNSやゲームなどに興じている親世代が増えてきています。電車のなかを見回していると、左手で子どもの手をつなぎ、右手でスマホを熱心にいじっている親が多いことに気づきます。おそらく、自宅のソファでも同じような光景が繰り広げられているのでしょう。

子どもと遊ぶよりも、LINEの返事やSNSの記事投稿、そしてソーシャルゲームに没頭することが、子どもたちの言語能力だけではなく、教育にも確実に悪影響を及ぼすことは、前述の論文を読まなくても感覚的にわかるはずです。

小さいお子さんがいらっしゃる親御さんたちは、自身の行動をあらためて見直してみましょう。子どもたちだけにテレビゲームをするなというのではなく、自分の行動も省みる必要があります。

そして、小さいお子さんを育てている友だちにLINEを送ったときは、返信が来なくても「既読スルーだ!!」と非難するのではなく、「子どもとの時間を大切にしているんだな」と余裕のある対応をするのが、真の大人の友情というものではないでしょうか。

097.
コンピュータができないことを育む支援をする

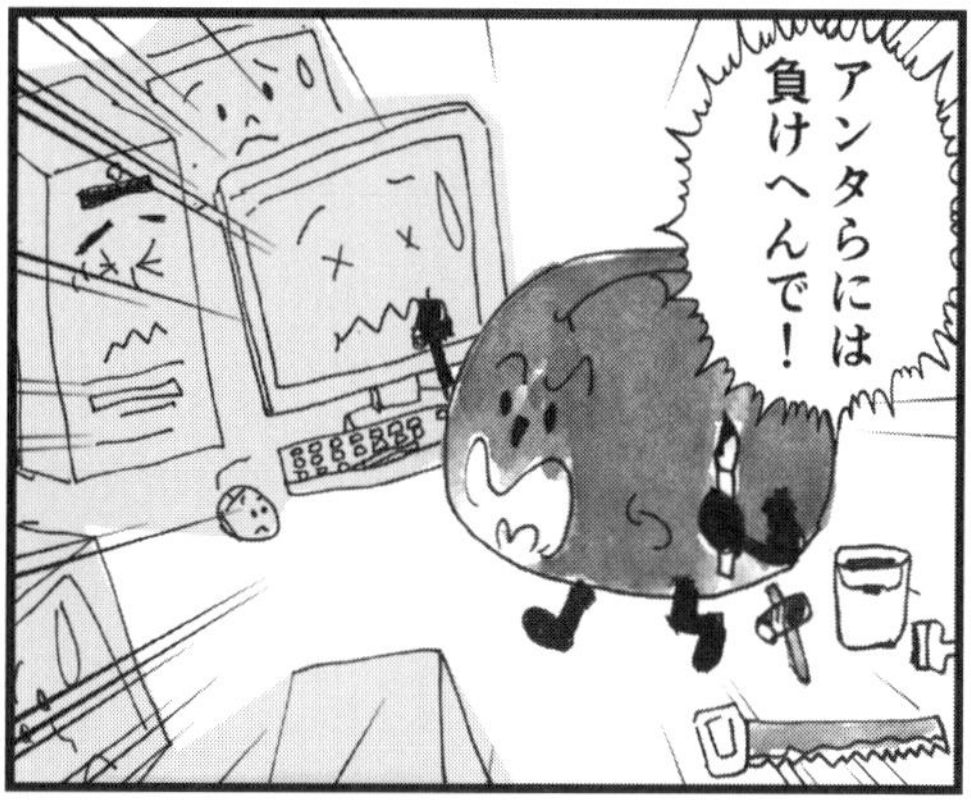

近年のテクノロジーの進歩は目覚ましいものがあります。その恩恵で、私たちの生活は豊かなものになり、時間的余裕が生まれました。

昔は服をキレイにするには洗濯板でゴシゴシと洗うしかなく、大変な重労働だったのですが、今ではボタンを押すだけで洗濯・すすぎだけではなく、乾燥までしてくれます。

このような作業を肩代わりしてくれるテクノロジーは、今のところ「あ、便利だな」と思うだけですが、これからさらにテクノロジーが進歩してくると、私たちの働き方にも影響を与えてくる可能性があります。

２０１３年9月にオックスフォード大学でＡＩ（人工知能）の研究などをおこなっているカール・ベネディクト・フレイ氏とマイケル・Ａ・オズボーン氏が発表した論文には、今後20年でコンピュータに置き換わってしまうかもしれない職業がランキング形式で記載されています。

たとえば、現在グーグルは、車の運転を自動化させる研究を進めており、この技術が実用化されればタクシーの運転手さんの仕事は激減するかもしれません。また、データ入力や荷物の仕分けなどの単純作業は、ほとんどロボットに置き換わる時代がすぐそこまで来ています。

また、テクノロジーの進歩は、レストランの定義も変えてしまうかもしれません。じつは、料理を作れる自動調理ロボットが開発され始めているのです。

そうなると、高級レストランに行かなくても同じレシピが家庭で再現できるようになるので、レストランに行く動機が変わってくる可能性があります。レストランは美味しい料理を食べるところではなく、顧客サービスを純粋に楽しむ場所となるかもしれません。

レストランが料理データを販売することで収益を上げる時代はすぐそこまで来ているといえます。となると、単純に美味しい料理を作れるシェフだけではなく、プラスアルファの能力をもったシェフが成功することになるでしょう。

さて、このようなテクノロジーの進歩が私たちの雇用を奪ってしまう時代を迎えつつあるなか、子どもたちはこれから、どのように仕事と向き合えばいいのでしょうか？

そのキーワードは「前頭葉《ぜんとうよう》」です。テクノロジーの進歩のカギであるコンピュータ技術は、一見、万能であるように思えますが、じつは得意な部分のほかに、苦手な部分もあるのです。

コンピュータの代表的な得意分野は、**「大量の情報を正確に記憶すること」**と**「繰り返す作業をミスなく再現すること」**です。この2つは、私たち人間の脳が苦手とするところでもあるので、いわゆる決められた作業を黙々とくり返す仕事は、すぐにでもコンピュータに置き換わってしまうでしょう。

しかし、私たちの脳は、コンピュータが何百台、何千台も組み合わさってもできないことをやってのけます。それが**「創造性」**と**「判断力」**です。この2つは、私たちの前頭葉が担《にな》っている「脳力《のうぢから》」なのです。

子どもの前頭葉を育てるためには、質問することと共感することを意識しましょう。子どもの行動に対して、すぐに正しいとか正しくないとかジャッジするのではなく、「どうしてだと思う？」と声をかけるようにすると、子どもは前頭葉を使って考えます。そして、そのとき導いた答えが間違いだったとしても、考えたことを尊重し共感した後で正してあげましょう。

遊びでは、答えが1つしかないものよりも、**ブロック遊び、積み木遊び、折り紙などが創造性を育《はぐく》む**ので前頭葉に効果がありおすすめです。

最近では、最年少プロ棋士である藤井聡太《ふじいそうた》四段が遊んでいたといわれる「キュボロ」というスイスのキュボロ社製の玩具が話題です。溝や穴のついた5センチ角の木のブロックを組み合わせ、上から落としたビー玉が下まで転がり出られるよう通路をつくりあげる遊びです。

ブロックの数が増えるにつれ、想像力を駆使して外から見えない内側の通路をつくることになるので、三次元の構成力や集中力が自然と養われるといわれています。

098.

体をつかう学習体験をつくりだす

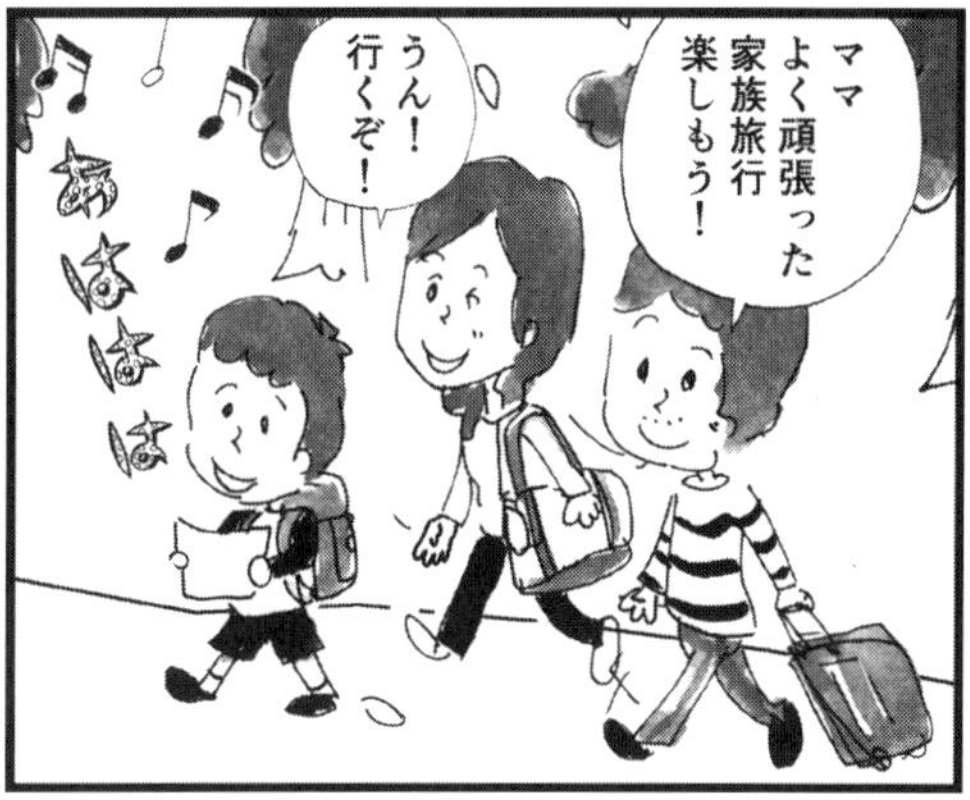
ママよく頑張った家族旅行楽しもう！
うん！行くぞ！
あはははは

近年、とくに都会では、子どもの遊び場が減り、思いっきり体を動かすことができにくくなっています。公園の近くを幹線道路が走り危ないこともあります。また、子どもたちが携帯ゲーム機やスマホで遊ぶようになったという文化的背景もあります。

しかし、私たちの脳は、風を頬《ほお》で感じたり、土の感触を足裏で感じたり、素敵な色彩のアートを見たりすることで、どんどん発達していきます。

バーチャルの世界ではなく、本物に触れること。それが将来にきっと役に立ちます。視覚だけに頼るのではなく、触覚、嗅覚などの五感をフル活用しましょう。**手をたくさん動かすことにより脳の発達は促《うなが》されます。**

日本には四季があるので、さまざまな環境を体験することができますし、美術館や科学館、水族館、そして旅行にいってさまざまなことを体験させてあげてほしいと思います。いろいろな可能性を排除しないように、たくさんのいいものに出会わせてあげてください。センスのいい子どもにしたいなら、美しいものにたくさん触れさせること。そうすることで、審美眼《しんびがん》、すなわち美しいものとはどういうものかがわかる力が身についていきます。

親が好きなものに子どもは興味をもつので、理科好きにしたいのなら、親が理科を好きになることが大事で、植物を育てたり、科学館へ足を運んだり、科学に積極的に触れさせることが必要です。とはいえ、子どもにも得手不得手、好き嫌いがあるので、無理強《じ》いは禁物。

また、現代社会は物質的に豊かになり、なんでも手に入るようになりました。そこをあえて、**自然のなかで不便さを体験させるキャンプに連れていくことにより、考える力や工夫する力、そして、我慢する力が磨かれます。**

環境の整った土壌に生えている木のブドウからつくるワインよりも、少し過酷な環境で育った木のブドウのほうが美味しいワインになったりするものです。子どもたちを大きく成長させるには、ときには親から離れ、不便な体験をさせることも重要です。

099.
才能を伸ばす「食事『法』」

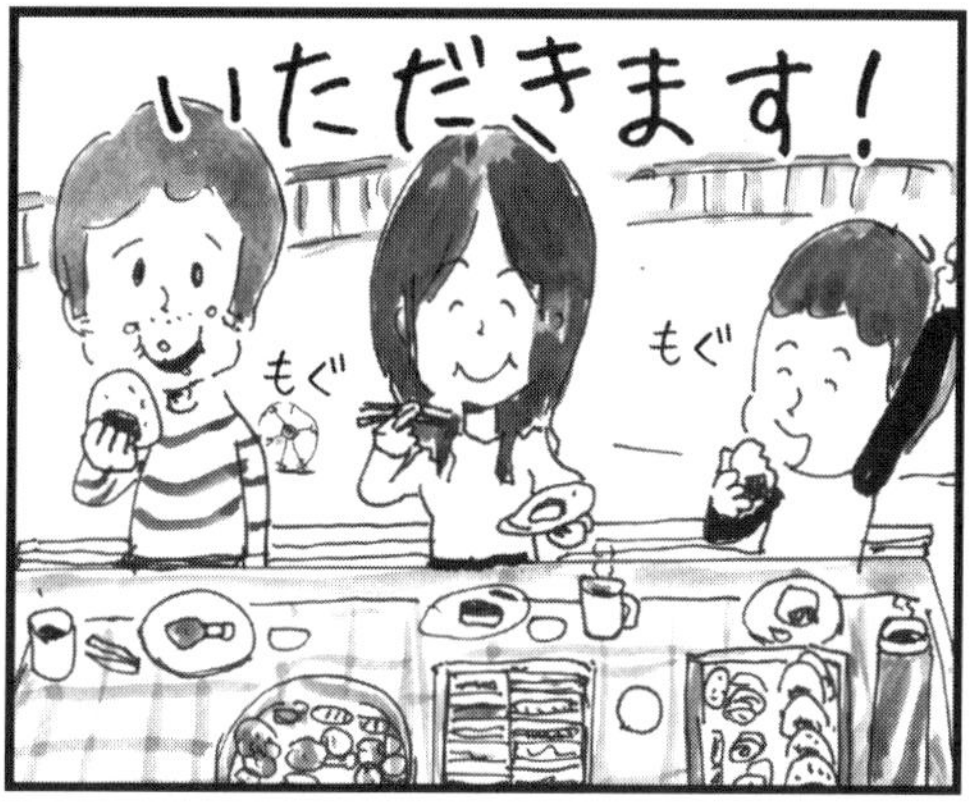

みなさんはドラえもんのひみつ道具のなかで、「アンキパン」というのがあったのを覚えていますか？　食パンの形をした道具で、教科書をパンに写して食べると記憶できるという道具です。私は試験前になると、「アンキパン、欲しい！」と本気で思っていました。科学が進歩した今、アンキパンとまではいかなくても、子どもたちの頭が良くなる食事というものは果たしてあるのでしょうか？

世間では大豆に含まれているレシチン、チョコレートに含まれているカカオなどの成分が頭を良くするなどといわれていますが、はっきりとした研究結果がないのが現状です。

記憶力を良くするというよりも、記憶力を低下させてしまう病気を予防するといった視点で考えると、エイコサペンタエン酸（ＥＰＡ）、ドコサヘキサエン酸（ＤＨＡ）などのオメガ３系脂肪酸はおすすめです。これらはイワシやアジ、サンマなどの青魚に多く含まれているのですが、くるみやイカなどにも豊富に含まれており、血液が固まりにくくなり、脳梗塞《のうこうそく》を予防できます。

近年、「〇〇を食べると記憶力アップ！」というようにメディアで紹介された食材が、スーパーの陳列棚からあっという間になくなってしまうという現象がみられます。はっきりいって、その食材だけ食べればいいというものではありません。本当に正しいのは、**必要な栄養素を適切にまんべんなく摂取することであり、季節ごとの旬の食材を食べる**ことです。

このように子どもの成績をアップさせる食材はなかなかありませんが、「食事『法』」ならあります。

それは、親子が「**一緒に食べること**」と「**一緒に作ること**」です。

最近は核家族化が進み、共働き家庭が増えています。なかなか子どもとの時間がとれないかもしれませんが、子どもの頭を良くするためには、「コレを食べればいい」と短絡《たんらく》的に考えるよりも、一緒に食事をしながら楽しく会話をして、子どもと触れ合う時間を長くとれるようにするのが理想です。親も子どももスマホやテレビに気をとられ、会話がないという食卓環境は脳の成長にとって最悪ですのでご注意を。

さらに、料理を作るということは、前頭葉《ぜんとうよう》を使った創造性を育《はぐく》むので、子どもの脳力《のうぢから》アップに役に立つことでしょう。いろいろな食材を買ってきて料理するのもいいですが、冷蔵庫内の残り物で工夫をしながら料理を考えるほうが、頭を使う作業になるので、親子で一緒に作ってみてはいかがでしょう。

ただ、どうしても忙しくて、簡単な食事しかできないのであれば、「家で食事をしなくてはいけない」というような思い込みは柔軟に変えて、**親子で一緒に外食するというのも、決して悪いことではありません。**

何を食べるかということを追求するよりも、まずは、このように親子で一緒に食べたり、一緒に作ったりすることが重要なのです。

すると、子どもは新たな体験をすることができ、そして「学ぶ」ことに対しても積極的になっていくので、成績は自ずとアップしていくことでしょう。

100.
朝5分の絵日記が脳力を高める

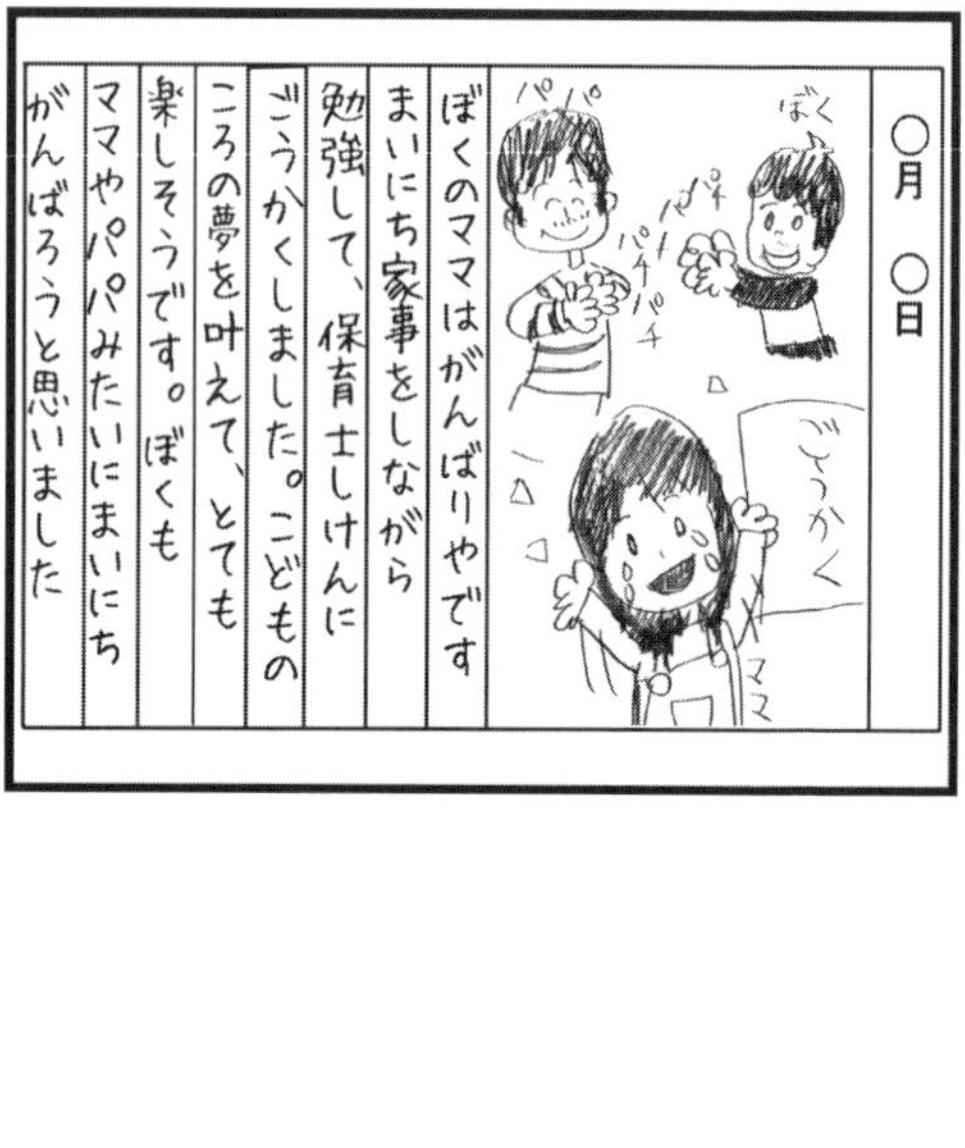
○月　○日
ぼく
パパ
パチパチ
ごうかく
ママ
ぼくのママはがんばりやです
まいにち家事をしながら
勉強して、保育士しけんに
ごうかくしました。こどもの
ころの夢を叶えて、とても
楽しそうです。ぼくも
ママやパパみたいにまいにち
がんばろうと思いました

いわゆる「頭がいい」とは、医学的にいうと脳の機能がしっかりと働いていて、その力が優れているということになります。脳の機能は実にさまざま。テストでいい点を取ること、記憶力が高いこと、仕事でアイデア豊富なこと、イチロー選手のように運動能力が高いこと、モーツァルトのようにあふれんばかりの音楽センスがあること……いずれも「脳の力が優れている」ことの結果です。

「頭がいい」といわれる脳力《のうぢから》は、次の4タイプに分類できます。基本的にこれらの力がバランスよく備わっているのが理想的です。それぞれの脳力について見ていきましょう。

1　記憶する力

最近はパソコンなど便利な道具が出現したおかげで、私たちはものごとをいちいち覚えておかなくてもよくなりました。しかし、覚えるということはとても大事で、人の名前や電話番号などの単純な物覚えだけではなく、それらを自分に代わって記憶してくれる便利な機械の使い方を覚えなくてはなりませんし、仕事のやり方も覚えなくてはなりません。単純なことがきちんと覚えられるからこそ、複雑な作業も覚えられるのだということを忘れないように。

2　理解する力

一つひとつを丸暗記していくのではなく、覚えたことをしっかり理解することで、思考する余裕が生まれるとともに、他への応用力も高まります。また、ものごとを機械的に覚えるよりも、理解してさまざまなことと関連づけながら覚えることで、記憶力もアップします。

3　思い出す力

覚えたことを脳のなかに溜め込むだけでは、覚えていないのと同じ。それらを適切に思い出しながら行動に移してこそ脳が働いているといえます。スポーツ選手がすばらしいパフォーマンスを発揮できるのも、練習したことを体がしっかり覚えているからこそなのです。

4　ひらめく力

そして、私たちがさらに発展していくためには、創造性、クリエイトするということが大事なのはいうまでもありません。

では、子どもたちのこの4つの脳力を鍛えるにはどういう訓練をすればいいでしょうか？　私がおすすめしたいのは、毎朝、絵日記を書くことです。**朝5分、昨日のことを思い出し、絵日記を書かせてみる**のです。

さっそく今日から、昨日起きたことを思い出させてみましょう。食事のメニューでもなんでもいいのです。なるべく簡潔な言葉で箇条書きさせてみてください。

取り込んだ知識は思い出さなければ使えません。日常の出来事を思い出す作業を習慣化してみましょう。

そして次に、その内容をお父さん、お母さんは聞いてみてください。聞かれることによって、日記に書いた事実を理解しているかどうかがわかります。

また、文字だけではなく、絵日記として残すことにも意味があります。絵が苦手なら、地図でもいいでしょう。昨日訪れた場所の地図を書いてみるのも**空間認識能力**を高めることにつながります。

日記に絵や地図を挿入するには、しっかりと覚えていないと描けません。じつは、この日記に絵を書かなければならないと思うことが、前日の出来事を覚えようという気持ちにいい効果をもたらします。

さらに、この絵日記を読み返させることで、いろいろな体験が関連づけられ、新しいアイデアをひらめきやすくなります。

ひらめきは、ゼロから生まれるものではありません。毎日のシンプルな日記の積み重ねによって得られた自分の知識を組み合わせることで、初めて、ひらめきや創造性が生まれます。

頭のなかに書き溜めた日記がない状態でひらめくのを待っても、魚のいない釣り堀で釣竿を垂らしているようなもので、けっしてアイデアは生まれません。

子どもの脳力を育《はぐく》むために、まず毎朝5分の習慣からスタートしてみましょう。

おわりに

努力は無駄にならない、と決まっている

「やっても無駄でしょ」「できるわけないじゃん」……私たちが困難にぶち当たったときに決まってこう思ってしまうものです。そして、達成する前にあきらめてしまう。心にブレーキをかけてしまう。この思考のクセはどうやら日本人特有とのこと。

２０１６年10月に惜しまれつつも亡くなった、ミスターラグビーこと平尾誠二《ひらおせいじ》氏（享年53）がラグビー日本代表監督をしていたときに、当時の主将であったアンドリュー・マコーミック氏に「日本選手に足りないものは何か」と聞いたそうです。すると、マコーミック氏は即座に「メンタルタフネスだ」といったという逸話があります。どうやら、外国人の目から私たちは、「きつくなると手を緩めてしまう」ように見えるようです。

私たちは協調性を重んじる社会で育ってきているので、誰かを出し抜いてでも成果を勝ち取ろうとする競争意識や、「何があってもこれをやり遂げるんだ」という闘争心が希薄になりがちなメンタリティをもち合わせているのかもしれません。

しかし、この競争心や闘争心というものは、今後、ある程度はもち合わせるべき資質だ

と思います。夢や目標を思い描いたとしても、達成直前に手を抜いてしまうことがあるというのは、達成できなかったときの言い訳でしかありません。失敗したら格好悪いと無意識に刷り込まれているのです。

じつは、成功しなくても、うまくいかなくても努力したら結果が伴うという研究結果があるのです。米国での35歳以上の肥満者（ＢＭＩ25以上）６３９１人を対象にした疫学調査では、**「痩せようと努力して実際に体重減少した群」は、「まったく痩せる努力をせず、体重がそのままだった群」に比べて死亡率が24％も低かった**というだけではなく、たとえ体重減少の結果が伴わなくても、「痩せようと努力していた群」では、「まったく痩せる努力をしていなかった群」に比べてやはり死亡率が低かったという結果も導かれたとのこと。

すなわち「どうしても痩せないからと、あきらめてはダメ」ということです。「痩せる」という結果が出なくても、努力をするだけで、驚くべきことに死亡率は低下したのです。

格好悪くても、惨《みじ》めでも、最後まで努力を続けること。思いどおりの結果にならなくても、思い描いた夢や目標にむかって努力を続けているときこそが、最も人として幸せを実感できるのではないかと思います。

たとえその道程がつらく、そして厳しいものであったとしても、きっとそこに幸せがあるはずです。

菅原道仁 Michihito Sugawara

脳神経外科医。菅原脳神経外科クリニック院長。

1970年生まれ。杏林大学医学部卒業後、クモ膜下出血や脳梗塞といった緊急の脳疾患を専門として、国立国際医療研究センターに勤務。

2000年、救急から在宅まで一貫した医療を提供できる医療システムの構築を目指し、脳神経外科専門の北原国際病院（東京・八王子市）に15年間勤務。毎月1500人以上の診療経験をもとに「人生目標から考える医療」のスタイルを確立し、「誰もが安心して人生を楽しむため、そして人生目標を達成するため」の医療機関として、2015年に菅原脳神経外科クリニックを開院。現在は、頭痛、めまい、物忘れ、脳の病気の予防の診療を中心に医療を行う。

著書には、『死ぬまで健康でいられる5つの習慣』（講談社）、『そのお金のムダ使い、やめられます』（文響社）、『成功する人は心配性』（かんき出版）などがある。


www.sugawaraclinic.jp

「めんどくさい」がなくなる100の科学的《かがくてき》な方法《ほうほう》

2017年12月31日　第1刷発行
2018年3月1日　第2刷発行

著　者　菅原道仁《すがわらみちひと》
発行者　佐藤　靖
発行所　大和《だいわ》書房
東京都文京区関口1-33-4
電話　03-3203-4511

ブックデザイン　荒井雅美（トモエキコウ）
漫画　いわきりなおと
本文印刷所　厚徳社
カバー印刷　歩プロセス
製本所　ナショナル製本

ISBN978-4-479-79604-6

http://www.daiwashobo.co.jp